Behandlung der Verletzungen und Eiterungen an Fingern und Hand

Von

Professor Dr. **M. zur Verth**

Privatdozent der Universität Hamburg

Zweite Auflage

Mit 59 Abbildungen

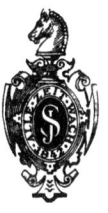

Berlin

Verlag von Julius Springer

1936

Alle Rechte, insbesondere das der Uebersetzung
in fremde Sprachen, vorbehalten.
Copyright 1936 by Julius Springer in Berlin.
Softcover reprint of the hardcover 2nd edition 1936

ISBN-13:978-3-642-90607-7   e-ISBN-13:978-3-642-92465-1
DOI: 10.1007/978-3-642-92465-1

Herrn Paul Lohmar
gewidmet

Vorwort zur zweiten Auflage.

Die Hand ist das eigentliche Werkzeug menschlicher körperlicher Arbeitsbetätigung. Als solches ist sie einmal Schädigungen von außen besonders ausgesetzt, die leicht der bakteriellen Infektion unterliegen. Auf der andern Seite sind Unversehrtheit und Funktionstüchtigkeit der Hand für den Erwerb besonders wesentlich.

In voller Einsicht dieser Verhältnisse hat der Verband der deutschen gewerblichen Berufsgenossenschaften, nachdem meine 1930 erschienene ,,Anleitung zur Behandlung der Finger- und Handverletzungen'' und meine 1923 erschienene Arbeit ,,Das Panaritium'' vergriffen waren, eine Neubearbeitung unter Zusammenfassung der beiden Bücher angeregt.

Das so entstandene kleine Werk verfolgt ausschließlich *praktische Zwecke*. Wissenschaftlicher Ballast und der Streit der Tagesmeinungen fehlen. Überall sind nur erprobte, meist selbst erprobte Verfahren mitgeteilt.

Ich verfehle nicht, Herrn BÖHLER (Wien) und Herrn WALTHER SCHWARZ (Berlin) zu danken für ihre Ratschläge, die ich aus der ersten Auflage der Anleitung übernommen habe.

Herrn Syndikus PAUL LOHMAR (Köln), Ehrenmitglied der Deutschen Gesellschaft für Unfallheilkunde, dem unermüdlichen und erfolgreichen Vorkämpfer der Unfallmedizin habe ich das Werk übereignet.

Hamburg, im Juni 1936.

M. ZUR VERTH.

Inhaltsverzeichnis.

Seite

A. Allgemeines. 1
 1. Zahlenübersichten der Handverletzungen und ihrer Folgen 1
 2. Für den Verletzungs- und Infektionsausgang wesentliche anatomisch-physiologische Eigentümlichkeiten von Hand und Fingern 3

B. Behandlung der Hand- und Fingerverletzungen 5
 3. Allgemeine Behandlungsgrundsätze für Hand- und Fingerverletzungen 5
 4. Zeit und Technik der Wundausschneidung an Hand und Fingern 8
 5. Nachbehandlung der Hand- und Fingerwunden 14
 6. Zweckmäßige Hand-, Finger- und Schulterschienen... 15

Die einzelnen Verletzungsarten 20

 7. Schnitt- und Hiebwunden 20
 8. Stichwunden 21
 9. Bißwunden (Schlangenbiß, Rattenbißkrankheit, Lyssa) . 23
 10. Quetschwunden, Rißwunden, Zermalmungen 26
 11. Schußverletzungen 29
 12. Fremdkörper. 29
 13. Sehnendurchtrennungen 30
 14. Nervenverletzungen 32
 15. Elektrische Verletzungen 33
 16. Hitzeschäden 34
 17. Kälteschäden 36
 18. Verätzungen 37
 19. Verstauchungen und Quetschungen der Handwurzel und der Fingergelenke 38
 20. Knochenbrüche der Finger. 38
 21. Verrenkungen an den Fingern 52
 22. Knochenbrüche der Mittelhand 53
 23. Handwurzelbrüche, einschließlich typischer Speichenbruch 68
 24. Nekrose der Handwurzelknochen 78
 25. Handwurzelverrenkungen. 83

Inhaltsverzeichnis.

C. Behandlung eitriger Infektionen an Hand und Fingern (Panaritien) 86
26. Name, Einteilung und Einheitlichkeit 86
27. Die Erkennung des Panaritiums im allgemeinen. . . . 88
28. Verhütung des Panaritiums 92
29. Panaritium und Unfall 93
30. Allgemeinbehandlung des Panaritiums 95

Behandlung der einzelnen Formen des Panaritiums. 102
31. Das Hautpanaritium (Panaritium cutaneum) 102
32. Das Unterhautpanaritium (Panaritium subcutaneum) 102
33. Das Nagelpanaritium (Paronychie) 107
34. Schwielenabsceß 113
35. Furunkel 113

Behandlung der tiefen Panaritien der Finger 115
36. Sehnenscheidenpanaritium 115
37. Knochenpanaritium 122
38. Gelenkpanaritium 125
39. Erysipeloid und Schweinerotlauf 128

Behandlung der tiefen Handpanaritien 129
40. Sehnensackphlegmone der Hohlhand (Bursitis carpalis purulenta) 129
41. Phlegmone der volaren Handfascienräume 142
42. Phlegmone des subfascialen Handrückenraumes 148

D. Absetzungen und Auslösungen an Fingern und Hand 149
43. Funktionelle Vorbemerkungen und Indikation 149
44. Allgemeine Anforderungen an das Absetzungsverfahren im Bereich der Hand vom Standpunkt der Funktion 152
45. Besondere Regeln für die Absetzung und Auslösung an Hand und Fingern 154
46. Technik der Fingerabsetzung 159

Sachverzeichnis 161

A. Allgemeines.

1. Zahlenübersichten der Handverletzungen und ihrer Folgen.

Die Hand vermittelt dem Menschen den unmittelbaren Zusammenhang mit den Gegenständen der Umwelt. Zur Betätigung seines Willens, soweit er mechanische Effekte beachsichtigt, dient ihm vorwiegend die Hand. Sie führt ihn als Tastorgan zu Wahrnehmungen über Form, Härtegrad, Elastizität und Temperatur der Gegenstände der Umwelt. Dabei ist die Hand außer dem Gesicht der einzige Teil des Körpers, der gemeinhin unbekleidet und ungeschützt bleibt.

Kein anderer Körperteil ist daher so zahlreichen Verletzungen ausgesetzt, wie die Hand. Solange der Mensch die umgebende Natur sich dienstbar machte, war stets die Hand den Gefahren von außen preisgegeben. Das Zeitalter der Maschinen und der Arbeit am Bande aber hat die Hand- und Fingerverletzungen ungemessen gesteigert. Es hat an vielen Stellen mit sich gebracht außer der Vermehrung der Verletzungsgelegenheit eine durch Freizügigkeit bedingte Minderung der Arbeitsgeschicklichkeit. Der in seinen besonderen Verrichtungen weniger Geschulte erleidet eher die Verletzung, als der in langer Übung sorgfältig eingelernte Arbeiter.

Etwa drei Viertel aller Verletzungen trifft Hand und Finger. Ein großer Teil dieser Verletzungen ist so leicht, daß er nicht zur Kenntnis kommt und nicht statistisch erfaßt wird. Bleiben die Verletzungen dieser Art außer Acht, so *kommen auf Hand und Finger fast die Hälfte aller Unfallverletzungen.*

Etwa ein Drittel dieser Verletzungen führt zur Unfallentschädigung.

Nach der österreichischen Unfallstatistik waren 34,2% aller gemeldeten Handverletzungen bleibend erwerbsbeschränkt, während 0,5% starben, und 37,1% aller Fingerverletzungen dauernd erwerbsbeschränkt, während 0,14% starben. Nach den Berechnungen BÖHLERS machen Hand- und Fingerverletzungen 44% aller zur Entschädigung gelangten Unfälle aus. Übertroffen werden die Zahlen BÖHLERS noch von den Ergebnissen der Schweizerischen fünfjährigen Unfallstatistik aus den Jahren 1923 bis 1927, nach denen von 14321 Invalidenrenten auf Hand und Finger 7936 = 55,4% kommen, und aus den Jahren 1928 bis 1932, nach denen von 17932 Invalidenrenten 51,6% auf Hand und Finger kommen.

Die Renten für die Hand- und Fingerverletzungen machen fast das Doppelte aus, wie die für die Brüche der langen Röhrenknochen gezahlten Entschädigungen (BÖHLER).

Die schweren, den Versicherungsträger so außerordentlich belastenden Gebrauchsstörungen an Hand und Fingern gehen vorwiegend zurück auf Infektion offener, in vielen Fällen kleinster Wunden; aber auch schlecht geheilte Knochenbrüche, besonders an den Fingern, kommen für sie in Betracht.

Nach einer Statistik HILLS aus dem Jahre 1921 gehen 7—9% völliger Erwerbsunfähigkeit infolge Unfalls auf Handinfektionen zurück. Von 1000 Personen werden in jedem Jahr durchschnittlich 3—7 von einem Panaritium heimgesucht (PRINZING). Die Sammelstatistiken der preußischen Armee ergaben in den Jahren vor dem Kriege ähnliche gegen früher verminderte Zahlen.

Eine Verbesserung der Ergebnisse der Hand- und Fingerverletzungen bedeutet daher für den Verletzten eine Erhöhung seiner Leistungsfähigkeit, für die Allgemeinheit eine Steigerung der sozialen Wohlfahrt, für den Versicherungsträger aber eine Ersparung von Mitteln.

Was die in Unfallheilanstalten sorgfältig durchgeführte und organisierte fachärztliche Behandlung der Hand- und Fingerverletzungen zu leisten in der Lage ist, zeigen die Zahlen der Berliner Unfallheilanstalt der Brauerei-Berufsgenossenschaft (W. SCHWARZ).

Im Jahre 1928 haben 237 Unfälle zu Rentenbezügen bei der Brauerei-B.G. Sektion II geführt. Von diesen 237 Fällen waren 76 Hand- und Fingerverletzungen. Von den Hand- und Fingerverletzten in Berlin, die in der Unfallheilanstalt behandelt waren, führten 18 = 7,6% zur Invalidität, von den außerhalb Berlins behandelten 58 = 24,47% der behandelten Fälle. Im Jahre 1929 führten 235 Fälle zur Rentenfestsetzung, davon 55 Finger- und Handverletzungen. In Berlin führten 11 = 4,68% zur Invalidität, von den Fällen außerhalb Berlins 44 = 18,72%. In der Unfallheilanstalt wurden also drei- bis viermal bessere Ergebnisse erzielt als außerhalb.

2. Für den Verletzungs- und Infektionsausgang wesentliche anatomisch-physiologische Eigentümlichkeiten von Hand und Fingern.

Die zahlreichen Verletzungen an Hand und Fingern treffen ein für die Heilung nicht besonders günstiges, für die Infektion aber leicht zugängliches Gebiet.

Von der Tagesarbeit wird die Hand gemeinhin nur ausgeschaltet, wenn die Art der Verletzung das erzwingt. Der Handwunde, besonders der kleinen Wunde fehlt daher in den meisten Fällen die Ruhe, eine wesentliche Voraussetzung zur glatten Heilung.

Im übrigen stimmen die Hindernisse für die primäre Heilung an Hand und Fingern weitgehend überein, mit den gleich zu schildernden, der eitrigen Infektion Vorschub leistenden Eigentümlichkeiten.

Die eitrige Infektion an Hand und Fingern, sofern sie sich nicht an einer offenen Wunde abspielt, führt den Namen Panaritium[1].

Die erste Voraussetzung für die Entstehung des Panaritiums ist die Wunde in vielen Fällen kleinster Art. Sie öffnet dem Eitererreger den Weg zum Ort seines Wirkens.

Der Griffläche der Finger wie der Hohlhand fehlen Talgdrüsen, so daß bei ihr eine Einwanderung von Eitererregern wie beim Furunkel nicht stattfinden kann.

Erst die Erkenntnisse der letzten Jahrzehnte haben uns das Verständnis für die Bösartigkeit der Handeiterungen sowie des Panaritiums erschlossen.

Im weitesten Maßstabe beruht sie auf den eigentümlichen *anatomischen und biologischen Verhältnissen* von Fingern und Zehen, die dem Eindringen und Fortschreiten von Eitererregern an diesen Organen Vorschub leisten und den Kampf gegen sie erschweren. Auch die Art und die spezifischen Eigenschaften dieser Eindringlinge sind in manchen Fällen für die Bösartigkeit des Panaritiums verantwortlich.

Das Unterhautbindegewebe an der Beugeseite von Hand und Fingern weist kurze starre, zur Haut senkrecht gestellte Bindegewebsfasern auf, die Infektionen von außen in die Tiefe leiten: HUETERS „Geheimnis des Panaritiums".

---

[1] Auf die Ableitung des Wortes Panaritium gehe ich im zweiten Teil dieses Buches ein.

An Hand und Fingern stehen die verschiedensten Organbestandteile in innigster Beziehung. Auf engen Raum sind zusammengedrängt Sehnen, Knochen und die kleinen Muskeln der Mittelhand in verschiedener Verlaufsrichtung mit ihren Nerven und Gefäßen. Die wesentlichsten Bahnen weisen von Finger und Hand zum Unterarm hin. Diese Bahnen, soweit sie die Sehnen angehen, sind um so gefährlicher, als eigentümliche, zum Teil miteinander in Verbindung stehende Hohlscheiden und -säcke die Sehnen umgeben und Infektionen leicht über die natürlichen Schutzwälle, die Gelenke, wegleiten, sowie durch ihre Seitenverbindungen auf gleichgestellte Organe überleiten.

Die Eigenwärme der Hand liegt erheblich niedriger als die Wärme des Rumpfes. Unter besonderen Verhältnissen, die bei der Werksarbeit zur Norm werden können, z. B. bei Fischern, im Winter bei Kutschern und bei anderen mehr, kann sie auf lange Zeiten bedenklich abfallen. Die Kälte vermindert die Reaktionsfähigkeit der Gewebe, besonders die Blutzufuhr. Gut erwärmte Gewebe sind zum Kampfe gegen Eitererreger und zur Regeneration besser befähigt als kalte.

Verletzungen an Hand und Fingern treffen sehr oft gleichzeitig die verschiedensten Organsysteme. Sehnen und Sehnenscheiden sind nirgends so häufig verletzt, wie an der Hand.

Das ununterbrochene Spiel der Finger bringt dabei eine sehr reichliche und häufige Verschiebung der einzelnen Gewebsteile gegeneinander. Die Verschiebung beschränkt sich nicht auf Sehnen und Knochen, sondern greift auf Haut und Unterhaut über.

Die Arbeitshand pflegt als Mittler zwischen Körper und Außenwelt stark verunreinigt zu sein. Sie ist Druck und Reibung bei jeder Tätigkeit ausgesetzt.

Die Heilungsaussichten an der Arbeitshand sind nach MANDL im allgemeinen nicht schlechter als an der gepflegten Hand. Beschäftigung und Beruf sind von großem Einfluß. Kohlenarbeiter sehen oft ihre gewerblichen offenen Handverletzungen günstig verlaufen; das frische Kohlenpulver scheint frei zu sein von Eiterkeimen und austrocknend zu wirken. Ausgesprochen ungünstig ist die Heilungsaussicht an allen Händen, die mit organischen Stoffen von Menschen oder Tier in Berührung kommen. Fleischer, Wurstfabrikarbeiter, Fischer und nicht zum wenigsten Ärzte und Krankenpflegepersonal sind sprechende Beispiele. Auch chemische

Schädigungen, ranzige Fette und ähnliches können ungünstig wirken. Auf die Tintenstift- und Quecksilberverletzungen komme ich zurück.

Die Eitererreger des Panaritiums unterscheiden sich nicht grundsätzlich von den Erregern anderer Eiterungen. Zumeist sind es Staphylokokken, zu einem Drittel etwa, örtlich verschieden, Streptokokken. Mischinfektionen sind nicht selten. Zu den Streptokokken können sich Staphylokokken gesellen, zu beiden Bacterium coli, Proteus, Pyocyaneus u. a.

Die Streptokokkeninfektionen zeichnen sich durch besondere Bösartigkeit aus. Ihr Charakteristikum ist die die Grenze und Schranken nichtachtende trübseröse Exsudation, während Staphylokokken durch Bildung echten Eiters charakterisiert sind und sich durch ihre eigenen Produkte Schranken bauen können.

Gonorrhoische und diphtherische Panaritien kommen vor. Syphilis, Milzbrand, Hundswut, Tetanus können Hand und Finger zur ersten örtlichen Niederlassung und zur Eingangspforte wählen. Die Vaccineinfektion kann sich in Finger- und Handverletzungen lokalisieren. Der akute Rotz sowie die Maul- und Klauenseuche benutzen Finger und Hand als beliebte Eingangspforten.

B. Behandlung der Hand- und Fingerverletzungen.

3. Allgemeine Behandlungsgrundsätze für Hand- und Fingerverletzungen.

Bei der Häufigkeit der Hand- und Fingerverletzungen, der Ungunst ihrer Heilungsverhältnisse und dem oft so ernsten Ausgang müssen die Behandlungsgrundsätze, wie sie die neuzeitliche Wundbehandlung geschaffen hat, mit besonderer Liebe und mit besonderer Sorgfalt angewendet werden.

Von größter Bedeutung ist die *erste Wundversorgung*. Sie liegt im allgemeinen der Sanitätswache in den Betrieben ob. Als Sanitätswache sollte ständiges Personal vorgesehen werden. Nur das ständige Personal schreitet so weit vor in der Kenntnis der Wundbehandlung, daß die angelernten Handgriffe zu bewußter Handlung werden, daß es in Würdigung ihrer Folgen Fehler bewußt vermeidet.

Indes muß auch das ständige Personal an die Befolgung einer Pflichtvorschrift gebunden sein, die in regelmäßigen Wiederholungs- und Fortbildungskursen immer wieder betont wird.

Die Vorschrift ergibt sich aus den Vorbedingungen der Wundheilung. Von besonderer Bedeutung mußte es sein, den Heildiener von der Berührung der Wunde fernzuhalten. Es bedurfte daher sehr der Überlegung, ob ihm die Bestreichung der Wundumgebung mit Jodtinktur vorgeschrieben werden soll. Wenn sie im folgenden empfohlen wird, so waren dafür besonders die Erfahrungen von VERAART aus dem holländischen Kohlengebiet maßgebend. In Durchführung der Jodtinktur-Antisepsis bei der ersten Hilfe durch seine gut angeleiteten und ständig geübten Verbandmeister vermochte VERAART an zehntausenden von Wunden, darunter allerschwerste offene Brüche und Gelenkverletzungen, den aseptischen Verlauf zu erzwingen.

Anweisung für die erste Versorgung der Hand- und Fingerverletzungen[1].

1. *Die Umgebung der Wunde, besonders die Wundränder, pinsele gründlich mit Dijozol oder mit 5%iger Jodtinktur, das in braunen mit Glasstöpseln verschlossenen Flaschen mit weitem Hals aufbewahrt wird.*

2. *Vermeide peinlich jede Berührung der Wunde und ihrer Umgebung. Fremdkörpersuchen, Sondieren, Wischen, Spülen und Pflastern sind schwere Kunstfehler.*

3. *Bedecke die frische Wunde an Hand und Fingern wie sie ist, ohne sie zu berühren, mit sicher sterilem Verbandstoff.*

4. *Dazu sind fertige Verbandpäckchen, kunstgerecht geöffnet, angefaßt und umgelegt, das sicherste Mittel.*

Jede Verletzung an Hand und Fingern, die dem Arzt vorgeführt wird, ist ernst zu nehmen. Nur wer die Gefahren dieser Verletzung abwägend kennt, bringt die Achtung vor diesen Verletzungen und die nötige Sorgfalt, Zeit und Geduld bei ihrer Behandlung auf.

Alle Verletzungen an Hand und Fingern, die über die Haut hinaus reichen oder zur Infektion zu führen drohen oder geführt haben, gehören daher in die Hand des Facharztes.

---

[1] Als „Anleitung zur ersten Hilfe bei Unfällen" hat der Verband der deutschen Berufsgenossenschaften eine sehr brauchbare umfassende Anweisung herausgegeben.

Die Gründlichkeit der ersten Wundbehandlung ist abhängig von der vollen Schmerzlosigkeit des Wundgebiets. Bei der Einfachheit und Sicherheit der örtlichen Betäubung an Hand und Fingern darf die *Anästhesierung des Wundgebiets* für die erste Versorgung nie versäumt werden. Die Evipan-Natrium- oder Eunarkonbetäubung ist mit der örtlichen Betäubung in erfolgreiche Konkurrenz getreten. Der Nachschmerz bei ihr ist weniger erheblich. Indes kann die Dauer der Evipan- und Eunarkonbetäubung allzu begrenzt sein.

Keine Naht, besonders keine Hautnaht darf unter Spannung gelegt werden.

Mit Straßenschmutz und mit Dung, sowie mit Gartenerde verunreinigte Wunden, fordern *prophylaktische Tetanusantitoxingaben* (2500 A. E. in Ampullen oder in Serulen).

Die chemische Antisepsis beschränkt sich auf *Jodtinktur- oder Dijozolpinselungen der Wundumgebung.*

Die *Maßnahme der Wundausschneidung*[1] *und der physikalischen Antisepsis* stehen an der Spitze der Behandlung. Die Sechsstundengrenze FRIEDRICHS, bei deren Überschreitung die grundlegende Verschlechterung der Heilungsaussicht eintritt, mahnt zur sorgfältigen Organisation des Verwundetentransportes.

Die Technik der Wundausschneidung ist maßgebend für ihren Erfolg. Ihr soll das folgende Kapitel gewidmet werden.

Nicht alle Wunden sind der Wundausschneidung und primären Wundvereinigung zugänglich. Besonders bei mittleren und größeren Substanzverlusten und Lappenwunden ist ihre Zulässigkeit zweifelhaft. Größere Hautlappen oder Hautteile dürfen keinesfalls geopfert werden.

Besonders sorgfältiger Erwägung bedarf das Vorgehen bei Abtrennung der Fingerkuppen. Glatt abgehauene Fingerkuppen, in den ersten Stunden wieder angenäht, können anheilen.

Besteht Aussicht auf Anheilung, so werden nur die Fetzen und der dünne Rand der Epidermiskante entfernt; auf Wundausschneidung wird verzichtet.

---

[1] Die Wundausschneidung ist nicht erwähnt in der Preugo. Es handelt sich um einen recht umständlichen, viel ärztliches Geschick und Sorgfalt erfordernden Eingriff, der am besten wohl unter Ziffer 39a, b oder c je nach Umfang der Ausschneidung untergebracht wird.

Ist die Zeit für die Annähung verstrichen, oder ist die abgetrennte Kuppe zu sehr gequetscht, so hat sich die konservative Behandlung unter Schwarzsalbe oder Lebertransalbe gut bewährt. Sind mit Weichteilen der Kuppe Teile des Endgliedknochens abgetrennt, so ist bei trichterförmiger Wunde mit der Einziehung in der Gegend des abgetrennten Knochens die konservative Behandlung ohne Naht unter Entfernung zerquetschter Teile empfehlenswert. Die Wundausschneidung würde hier zuviel Material kosten. Bei kegelförmiger Wunde mit vorstehendem Knochen sowie bei flacher Wunde, kommt es auf das an der Beugeseite zur Verfügung stehende Hautmaterial an. Bei reichlichem volaren Hautlappen läßt sich die Basis des Nagelgliedknochens erhalten, und ohne zu große Spannung decken, bei geringem volaren Lappen ist die Absetzung höher vorzuziehen, und zwar nach den später gegebenen Richtlinien im Mittelglied proximal des Köpfchens.

Bei allen frischen Fällen ist die Deckung mit halbdicken, frei transplantierten Hautlappen (MELTZER und FILLINGER) ein vorzügliches Verfahren.

Auch bei größeren Zermalmungen kann die Wundausschneidung untunlich und unausführbar sein.

In solchen Fällen gelten die alten Grundlagen der BERGMANNschen Wundversorgung: alles der Nekrose verfallene Gewebe wird ausgeschnitten; die Wunde wird offen behandelt.

Besonders bei diesen Verletzungen kommt der neuerdings von LÖHR wieder empfohlene *Gipsverband* in Verbindung mit einer Lebertransalbe in Betracht. Nach den Angaben von LÖHR wird das aus einer indifferenten sterilen Salbengrundlage mit Dorsch-Lebertran hergestellte Unguentolan in dicken Lagen als Wundsalbe verwendet. Der Lebertran stammt aus arktischen Gebieten und wird mit einem Höchstgehalt von A- und D-Vitaminen bereitet. Tamponade wird vermieden. Nur zur Blutstillung kann sie erforderlich werden. Drains dürfen nicht eingelegt werden.

Salbenverbände verzögern im allgemeinen die Wundheilung. Indes ließ sich experimentell nachweisen, daß A-Vitaminzusatz zu Cholesterinsalbengrundlage stark beschleunigend auf die Wundheilung wirkt.

4. Zeit und Technik der Wundausschneidung an Hand und Fingern.

Die Indikation zur Wundausschneidung ist nach allgemeiner Erfahrung nicht mehr strittig. Die wenigen gegnerischen Stimmen werden von den vielfach begeisterten Anhängern übertönt. Auf die nicht zur Wundausschneidung geeigneten Wunden mit Substanzverlusten, Lappenwunden und gröbere Zermalmungen wurde oben hingewiesen.

Der Erörterung unterliegt im wesentlichen noch die Zeit und die Technik der Wundausschneidung.

FRIEDRICHs Bestimmungen der Auskeimungszeit von 6 bis 8 Stunden, die mittels Gartenerde und Treppenstaubimpfung im Triceps des Meerschweinchens gewonnen und bei Beobachtungen an Menschen bestätigt wurden, haben sich als weitgehend gültig erwiesen. Indes hat es an Kritiken und Mitteilungen nicht gefehlt, die auf der einen Seite, die Zeit nach unten abzukürzen, sich für verpflichtet hielten, auf der anderen Seite für ihre erhebliche Überschreitung gewichtige Unterlagen vorbrachten. Es erscheint notwendig, eine praktische Richtschnur aus diesen divergierenden Ansichten herauszuschälen.

Die Großzahl der Verletzten einer bestimmten Abteilung stimmt der Entstehung und der Art der Verletzung nach weitgehend überein. In bestimmten Krankenhäusern häufen sich beispielsweise Straßenverletzungen, in anderen beim Kohlenabbau erworbene Verletzungen. Je nach der Entstehungsart ist die Virulenz der Infektion sehr verschieden. Von der Virulenz aber hängt neben der individuell gewiß auch differierenden Widerstandsfähigkeit die Dauer der Auskeimungszeit ab. Örtlich kann die Widerstandsfähigkeit an Hand und Fingern nicht als besonders hoch angeschlagen werden (s. Stück 2).

Es wird daher jedes Krankenhaus je nach der bei ihm vorherrschenden Verletzungsart die Höchstzeit festsetzen müssen, innerhalb der die primäre Wundnaht nach Ausschneidung an Hand und Fingern noch erlaubt ist. Diese Zeit schwankt zwischen etwa 6 und 24 Stunden. Dabei sind Fälle besonderer Art ausgenommen. Nach unten ist die Zeit einzuschränken, besonders bei bösartigen Verletzungsarten, wie z. B. bei Bißverletzungen, auf die ich zurückkomme. Nach oben kann sie ausgedehnt werden, besonders bei den als gutartig bekannten Kohlenverletzungen unter Tage auf 24 Stunden und mehr. Diese Ausdehnung ist indes immer als unerwünscht anzusehen und organisatorisch auf Ausnahmefälle zu beschränken. Sie erscheint besonders dann gestattet, wenn die rein aseptische Ausschneidung durch antiseptische Maßnahmen ergänzt wird, dann aber immer verboten, wenn die

Gewebsenergie örtlich oder allgemein etwa durch Temperatureinflüsse oder durch Erschöpfungszustände gelitten hat.

Die Wundausschneidung ist nicht wesensgleich mit der „Wundtoilette". Die Wundtoilette trägt Fetzen und augenscheinlich der Nekrose verfallende Gewebsstücke ab, während die Wundausschneidung bewußt alle mit dem Fremdkörper in Berührung gekommenen Wundteile entfernt und *völlig neue, sicher aseptische Wundwände schafft.* Die Wundausschneidung bezweckt also aus der Zufallswunde eine operativ gesetzte aseptische Wunde mit ihrer viel besseren Heilungserwartung herzustellen.

Diese Zielbestimmung unterscheidet die Wundausschneidung auch von den Grundsätzen der alten BERGMANNschen Wundbehandlung. Ihr Ziel ist indes durchaus nicht überall leicht zu erreichen. Besonders tiefe Wunden mit Verletzungen, an denen Muskulatur, Knochen und Gelenke beteiligt sind, erfordern die ganze Technik des geschulten Operateurs. Es gibt auch an der Hand tiefe Zertrümmerungen, bei denen sicher aseptische Wundwände nicht herstellbar sind. Bei solchen Verletzungen muß vor der primären Wundnaht ausdrücklich gewarnt werden. Für ihre Behandlung kommt besonders der Unguentolan-Gipsverband, wie er oben geschildert wurde, in Betracht. Für die Großzahl der Verletzungen an Hand und Fingern indes ist die Wundausschneidung ein entscheidender Fortschritt.

Voraussetzung der Wundausschneidung ist völlige *Schmerzausschaltung*. Da der Flüssigkeitsstrom im Gewebe zur Wunde hinführt, ist dazu die Infiltrationsanästhesie in geeigneten Fällen brauchbar. Der infiltrierende Stich erfolgt radiär aus der Umgebung in Richtung zur Wunde. Vorzuziehen ist Leitungsanästhesie. Die Kurznarkose verbürgt nur bei einfach und übersichtlich liegenden Fällen die nötige zeitliche Ausdehnung. Der Rausch langt meist nicht und gewährleistet kaum die nötige Ruhe.

Die Wunde wird zunächst durch sterile Tupfer geschützt. Ist Rasieren erforderlich, so wird die unmittelbare Wundumgebung ausgespart. Sie wird nach mechanischer Entfernung grober Verunreinigungen mit Jodtinktur oder Dijozol bestrichen. Die Umgebung wird mit sterilen Tüchern abgedeckt; bei größeren Wunden der Hand wird auch die Wundrandhaut mit sterilen Tüchern geschützt.

Nunmehr wird die ganze Wunde mit Jodtinktur oder Dijozol getränkt.

Die Ausschneidung der Wundränder beginnt nach Auseinanderziehung der Wundränder mittels Haken in der Tiefe.

Je nach der Art des Gewebes, nach dem Grad seiner Schädigung der Entbehrlichkeit seiner Teile und der seit der Verletzung verstrichenen Zeit wird freigebig oder sparsam entfernt. Die Breite der excidierten Teile ist also ein Kompromiß, der immer wieder überlegt werden muß. Größere Substanzverluste müssen vermieden werden. An ihnen scheitert das Verfahren.

Völlig abgelöste Knochensplitter werden herausgenommen. Mit dem Periost in Verbindung stehende Knochensplitter werden nur dann entfernt, wenn sie Fremdkörperspuren tragen oder unmittelbarer Berührung mit der schädigenden Außenwelt verdächtig sind. Die Sorge für die Festigkeit oder Festigung des Knochens kann ihrer Herausnahme ein Ziel setzen. Bei offensichtlich verschmutzten Knochen wird Periostentfernung oder Abmeißelung der verschmutzten Oberfläche oder Absägung des verschmutzten Knochenendes in Erwägung gezogen. Liegen die Sehnenscheide oder die Gelenkkapsel frei, so werden sie keinesfalls eröffnet, es werden nur ihre obersten Lagen abgetragen. Auch von der freiliegenden Sehne können die obersten Lagen entfernt werden. Schwierigkeiten macht die Ausschneidung im Muskelgewebe, das sich bei Durchtrennung zurückzieht, besonders im Daumen- oder Kleinfingerballen. Verschmutzung kann wegleitend sein. Der Verlust der frischen Muskelfarbe zeigt gequetschtes Muskelgewebe an. Erfolgt auf mechanischen Reiz, etwa Fassen mit der Pinzette oder Einschnitt, keine Kontraktion der gefaßten Bündel und beim Einschnitt keine Blutung, so ist nicht genügend entfernt. Einfacher ist die Ausschneidung des Fascienrandes. Die Anschneidung unverletzter größerer Gefäße und aller Nerven wird vermieden. Bei der Unterbindung von Gefäßen wird nur die Gefäßwand gefaßt; das Gefäß wird leicht vorgezogen und möglichst entfernt von der Klemme unterbunden. Der von der Klemme gefaßte Anteil, der der Wunde am nächsten liegt, wird abgeschnitten und entfernt. Das Mitfassen von Gewebe aus der Umgebung des Gefäßes wird vermieden. An den Fingern wird von Unterbindungen abgesehen. Es folgt die je nach der Hautfülle, Hautschädigung und der Zeit seit dem Unfall reichlichere oder besonders an den Fingern sparsamere Ausschneidung der Unterhaut und Haut. Muß zu viel Haut geopfert werden, so ist primäre Reverdindeckung zu empfehlen.

Die gebrauchten Instrumente werden möglichst oft durch frisch sterilisierte ersetzt, mindestens bei jedem neuen Organ oder jeder neuen Gewebsart, deren Ausschneidung in Angriff genommen wird. Das elektrische Messer hat den Vorteil sicherer, sich immer erneuernder Sterilität. Ob es indes Nekrosen genügend vermeidet, bedarf noch der Prüfung.

Zum Schluß wird durch sorgfältige Naht die Wunde geschlossen und ihre Ruhe durch die Verbandstechnik mittels Schiene oder Gips gesichert. Auch nach der Wundumschneidung darf keine Naht, besonders keine Hautnaht unter Spannung angelegt werden. Es folgt der trockene aseptische Verband.

Feuchte Verbände primär anzuwenden empfiehlt sich nicht. Sie können in einzelnen Fällen vorsichtig angewendet eine drohende Infektion eindämmen. An Hand und Finger soll von ihnen nur mit doppelter Vorsicht Gebrauch gemacht werden.

Unter sorgfältiger Beobachtung des Verletzten in den Folgetagen, seiner Körperwärme und seiner Klagen wird der Heilverlauf überwacht.

Wie bei den verschiedenen Verletzungsarten im einzelnen verfahren wird, darauf komme ich in der Folge zurück; hier sei schon betont, daß gefährdete Stich- und Bißwunden umschnitten, aber nicht genäht werden. Über Fingerkuppenverletzungen, sowie Lappenwunden anderer Art wurde im vorigen Kapitel gesprochen. Die Gelenk- und Sehnenscheidenverletzungen erfordern noch einige Worte.

Bei den Zufallswunden der *Gelenke* richtet sich das Vorgehen nach der Größe des verletzten Gelenks. Bei den kleinen Gelenken an Fingern und Zehen erscheint es nicht angängig, soviel Fremdkörpermaterial zu versenken, als zu einer lohnenden Kapselnaht erforderlich ist. Bei Eröffnung dieser Gelenke wird daher innerhalb der ersten 6 bis 8 Stunden nach gründlicher Ausschneidung das Gelenk nur durch Hautnaht von der Außenwelt abgeschlossen. Tiefe Nähte werden nicht angelegt. Die Einfüllung einiger Tropfen Chlumskylösung (Ac. carbol. cryst. puriss. 30,0, Camphorae tritae 60,0, Alkohol absol. 10,0) oder PREGL-Lösung in das Gelenk scheint Vorteile zu bringen. Sind mehr als 8 Stunden oder bei ver-

Zeit und Technik der Wundausschneidung an Hand und Fingern. 13

dächtiger Verletzungsart mehr als 6 Stunden nach der Verletzung verstrichen, so wird ebenso sorgfältig ausgeschnitten und auf jede Naht verzichtet.

An dem großen Gelenk der Handwurzel beginnt die Ausschneidung, die je nach der Schädigung mehr oder minder reichlich ausfällt, an der Gelenkkapsel. Sie wird nach Einfüllung einiger Kubikzentimeter Chlumskylösung mit dünnem Catgut genäht. Es folgt dann die typische Ausschneidung und Hautnaht, wie sie oben beschrieben wurden.

Für die *Sehnenscheide* gilt das für die kleinen Gelenke Gesagte.

In kurzer *Zusammenfassung* ergeben sich folgende Leitsätze:

1. Die Zeit von der Verletzung bis zur Umschneidung ist mit allen Mitteln der Organisation abzukürzen. Bei harmloser Wundentstehung kann sie bis zu 24 Stunden ausgedehnt werden. Die höchste Zeitspanne muß für jede Abteilung je nach der Art ihrer häufigsten Verletzung festgestellt werden.

2. Ausreichende Schmerzbetäubung ist vor jeder Umschneidung erforderlich. Die Schmerzbetäubung muß die nötige Ruhe bei dem sehr minutiösen Eingriff gewährleisten.

3. Die Wundumschneidung beginnt mit der Hautreinigung bei abgedeckter Wunde. Bei größeren Wunden werden die Hauträder bei der Abdeckung besonders gefaßt. Die ganze Wunde kann mit Jodtinktur oder Dijozol getränkt werden.

4. Bei der Ausschneidung muß jede Gewebsmißhandlung vermieden werden. Die Umschneidung beginnt in der Tiefe. Entfernt wird alles freiliegende Gewebe, wenn sein Verlust nicht eine höhere Gefährdung oder anatomische oder funktionelle Ausfälle bedeutet. Die innerhalb der erprobten Zeit technisch einwandfrei umschnittene Wunde wird durch Hautnaht geschlossen.

5. Bei *kleinen* Gelenken und Sehnenscheiden wird nach sparsamer Umschneidung der Gelenkkapsel und Haut und Einfüllung einiger Tropfen Chlumskylösung nur die Haut genäht, bei *großen* Gelenken wird auch die Gelenkkapsel genäht.

Gefährdete Stichwunden und Bißwunden werden umschnitten, antiseptisch behandelt und *offener* Heilung zugeführt.

6. Der Umschneidung und der sorgfältigen Hautnaht folgt der feststellende aseptische Verband.

5. Nachbehandlung der Hand- und Fingerwunden.

Ruhe des Wundgebietes und sorgfältige Beobachtung sind die wichtigsten Maßnahmen der Nachbehandlung.

Die Ruhigstellung muß sich beschränken auf die verletzten Teile und ihre Nachbargebiete, bei Fingerverletzung auf den verletzten Finger. Alles *Unverletzte muß der Bewegung zugänglich bleiben*, insbesondere muß die Schulter der erkrankten Seiten bewegt und geübt werden.

Schwerste Handverletzungen gehören zunächst ins Bett. Die Hand wird seitwärts auf Kissen bequem gelagert. Bei schweren Handverletzungen muß auch nach dem Aufstehen die Hand in erhobene Lage gebracht werden. Die beste Abductionsschiene beschreibe ich im nächsten Kapitel.

Das Armtragetuch ist bei Hand- und Fingerverletzungen nicht zu entbehren. Kunstgerecht angelegt, schafft es wohltuende und wohltätige Ruhe. Bei allen infizierten Wunden tritt an die Stelle des Armtragetuches die Abductionsschiene (s. Abb. 5), die die Hand zur Schulterhöhe erhebt. Der Gebrauch der Abductionsschiene, sowie die Verordnung des Armtragetuches sind die Indikation zur Vornahme regelmäßiger Bewegungen von Schulter und Ellenbogen.

Für die Ruhigstellung der Finger hat sich die BÖHLERsche oder KIENLEsche Schiene bewährt, auch auf sie komme ich im folgenden Kapitel zurück.

Der Verband wird nur gewechselt, wenn Anzeigen dafür vorliegen. Unnützer Verbandwechsel stört die Ruhe der Wunde.

Schmerz und Fieber sind Warnungszeichen. Hand- und Fingerverletzungen, richtig behandelt und ruhiggestellt, werden in wenigen Tagen schmerzlos. Die anfängliche Steigerung der Körperwärme verliert sich ebenso schnell.

Halten Schmerz und Fieberbewegung an oder treten sie wieder auf, so sind das Zeichen zur Wundrevision.

In diesem Stadium können feuchte Verbände nützlich sein, indes ist tägliche kritische Nachschau notwendig. Die Indikation zur operativen Wundererweiterung kann jeden Tag gegeben sein.

Handbäder quellen die Granulationen, versperren dadurch die Sekretausgänge, verschleiern die Wundverhältnisse und verschmieren die günstigsten Wundformen. Sie sind als summarisches

Verfahren die Zuflucht der Behandlung ohne exakte Einzelindikation. Trockenbehandlung und Freiluftbehandlung sind die besten Verfahren.

Wundtamponade wird vermieden. Als Blutstillungsmittel kann sie in Frage kommen. Wundkanäle sind zu breiten Buchten umzuformen. Gummistreifen schützen bei Verklebungsgefahr vor Verhaltung.

Die Gefahren sind besonders Eiterungen der Sehnenscheiden, der Sehnensäcke oder der Gelenke oder endlich fortschreitende bösartige lymphangitische Panaritien. Die Art ihrer Behandlung wird im zweiten Teil erörtert.

6. Zweckmäßige Hand-, Finger- und Schulterschienen.

Hand- und Fingerschienen sind in großer Zahl angegeben. Viele sind mit Recht wieder ausgeschaltet.

Von den zahlreichen **Handschienen** der Gründerzeit in der Chirurgie, ich erwähne die Schienen nach STROMEYER, JOS. LISTER, ESMARCH, WATSON-ESMARCH, v. VOLKMANN, hat sich in die Blütezeit der Chirurgie gerettet nur die SCHEDEsche und die CARRsche Schiene. Indes sind auch sie in neuerer Zeit durch die dorsale Gipsschiene endgültig verdrängt. Die dorsale Gipsschiene gestattet vor allem Formung nach der jeweiligen Indikation. Sie gestattet weiter durchaus sichere Feststellung und endlich Freilassung aller nicht zu fixierenden Gelenke, besonders Freilassung der Finger.

Gelegentlich können die Lagerungskörbe aus Leiterdraht und die CRAMERschienen besonders zum Erste-Hilfe-Verband zweckmäßig Verwendung finden.

Die *Technik* der dorsalen Gipsschiene ist besonders von BÖHLER und SCHNEK ausgebaut:

Die dorsale Handgelenks-Gipsschiene reicht von der Reihe der Mittelhandknochenknöpfchen bis nahe an das Ellenbogengelenk, das frei beweglich bleiben soll. Diese Entfernung wird gemessen. Die Schiene wird abseits in der gemessenen Länge aus einer etwa 15 cm breiten Gipsbinde gelegt. Sie wird vor dem Erhärten der nicht rasierten, nicht eingefetteten Streckseite von Hand und Unterarm angelegt und angeformt. Bei dieser Anformung wird zur Vermeidung von späterem Druck besonders der Ellenknöchel gut herausgearbeitet. Am proximalen und distalen Rande der Schiene werden zur Vermeidung von Scheuern dünne Filzlagen oder etwas Zellstoff zwischengelegt. Die Schwimmhaut zwischen Daumen und Zeigefinger, sowie die Rückseite des Daumen-Mittelhandknochens werden mit Filz oder mit einer Mullplatte geschützt. Bei vorsichtiger Anlegung habe ich auch Nachteile von einer dünnen Zellstofflage zwischen Haut und dorsaler Schiene nicht gesehen.

Die besonders im Gebiet der Handwurzel gut angeformte Schiene wird dann mittels Mullbinde befestigt, über die eine Stärkebinde gelegt wird. Das Datum der Anlegung wird mit Tintenstift auf der äußeren Lage vermerkt.

Besonders vorteilhaft ist für die dorsale Handschiene die Verwendung der Cellona (Cellabaster)-Binde. Von dieser Binde genügen vier bis fünf Lagen für die dorsale Handschiene. Die Longuette läßt sich trocken vorbereiten und vorrätig halten. Vor der Verwendung wird sie nur kurz durch warmes Wasser gezogen, ohne ins Wasser eingelegt zu werden.

Viel zahlreicher sind die **Fingerschienen.** Vor allem haben sie sich auch in der Jetztzeit zu behaupten gewußt.

Gewiß läßt sich auch der Finger mittels *Gipsschiene* oder *Gipsverband* in jeder Haltung ruhig stellen. Indes ist der Gips für die kleinen Verhältnisse an Hand und Fingern weniger geeignet. Auch am Finger bedeutet die Cellona-Binde einen Fortschritt. Für die geringe Beanspruchung im Bereich des Fingers langt für die röhrenförmig zusammengelegte Fingerschiene meist eine doppelte Cellonabindenlage. Mittels Formung und Anstreichung vor dem Erhärten läßt sich jede gewünschte Lage des Fingers erreichen und festhalten. Besonders zweckmäßig läßt sich mittels Gipsschiene das Nagelgelenk überstrecken beim Abriß der Strecksehne von der Basis des Nagelgelenkknochens. Der Finger wird in Streckstellung mit der Cellonaschiene umgeben und dann mit der Kuppe so gegen den Tisch gestützt, daß das Nagelglied leicht überstreckt wird. Doch sind für diesen Zweck mehrere gute Fertigschienen in Gebrauch, auf die ich zurückkomme.

Besonders die von LÖHR wieder angeregte Dauerbehandlung der Hand- und Fingerwunden unter Ruhigstellung und Lebertransalbenanwendung, auf die ich in Stück 3 eingegangen bin, eröffnet dem Gipsverband und der Gipsschiene zahlreiche Anwendungsformen.

Zweckmäßige Hand- und Schulterschiene.

Für Wunden weniger brauchbar ist der *Heftpflaster-Fingerverband*. Er nimmt wenig Raum in Anspruch und gestattet eine besonders sichere und umschriebene Dosierung von Zug und Druck auf die Wunde und ihre Ränder. Er verhindert aber die Austrocknung der Wunde.

Vielseitiger ist die Anwendung des Heftpflasters als Ergänzung zur Festlegung rinnenförmig oder stabförmig gestalteter Schienen, z. B. der EWALD-Schiene, einer einfachen für das Fingerglied in Überstreckung gestellten dorsalen Schienenmulde.

Auch *Mastisolverbände* sind an Fingern und Hand brauchbar, indes weniger sicher, nicht immer frei von Reizung auf die Haut, und aus diesen Gründen wenig verbreitet.

Eine recht gute Schienung bei Verletzung mehrerer Finger und zum Notverband gestattet die Festlegung der Finger über einen in die Hohlhand gelegten *Bindenkopf*. Für einen einzelnen Finger eignet sich das Verfahren zum Dauerverband weniger, da es die Nachbarfinger zu sehr von der Tätigkeit ausschaltet.

Das ist auch der Fehler des *Anschienens* des verletzten Fingers an den *gesunden* Nachbarfinger. Dieser Nachbarfinger wird den natürlichen Bewegungen entzogen, ohne daß der verletzte Finger genügend festgestellt wird.

Von den fertigen Fingerschienen zeichnen sich durch besonders vielseitige Verwendbarkeit die Schiene nach BÖHLER und nach KIENLE aus. Diese beiden Schienen bestehen aus distal U-förmig gebogenem biegsamen Draht, proximal auslaufend in eine schildartige Verflechtung zur Festlegung an der Beugeseite des Vorderarms. Sie stellen den verletzten Finger in jeder Lage ruhig, ohne die Nachbarfinger in ihrer Beweglichkeit zu behindern (s. Abb. 1 a, b. c. 2 und 3).

Es ist zweckmäßig, eine gewisse Anzahl dieser Schienen vorrätig zu halten. Sie stellen die brauchbarste fertige Fingerschiene gewissermaßen die Universalfingerschiene dar.

Gewiß lassen sich auch die schmale, für den Finger gebaute Leiterschiene (CRAMER), sowie die schmale Aluminiumschiene verwenden. Indes sind die Schienen nach BÖHLER und KIENLE leichter formbar.

Der Spatel ist als Schiene nicht geeignet. In den meisten Fällen muß der Finger in Mittelstellung seiner Gelenke festgelegt werden. Dazu aber ist der gerade Holzspatel nicht brauchbar.

Behandlung der Hand- und Fingerverletzungen.

Recht einfach ist die Fingerschiene nach GLASS. Sie besteht aus einem Schienenband aus Messingblech, das beliebig gebogen werden kann. Die Befestigung am Finger wird erreicht durch zwei leicht um den Finger herumzubiegende schellenartige Querbänder, die quer auf

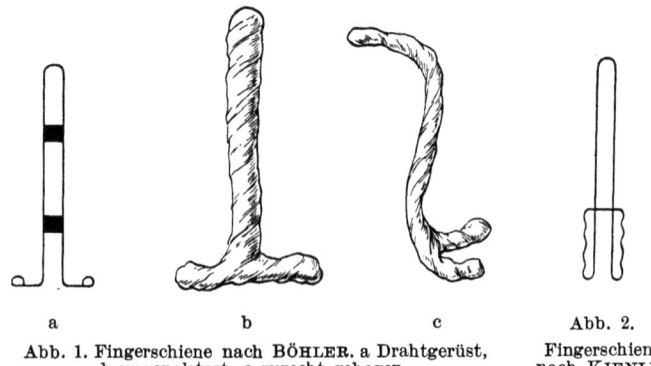

a   b   c   Abb. 2.
Abb. 1. Fingerschiene nach BÖHLER. a Drahtgerüst, b ungepolstert, c zurecht gebogen.   Fingerschiene nach KIENLE.

dem Schienenband angebracht sind. Die in vier Größen vorrätige Schiene wird an der Beugeseite des Fingers angelegt.

Die U-Schiene aus Aluminium legt den Finger in Streckstellung in zwei Rinnen von der Beuge- und Streckseite fest. Sie ist für Beugestellung nicht verwendbar.

Nach dem Dreikräfteprinzip gebaut ist die Schiene für den Strecksehnenabriß der Fingerendglieder von HORWITZ. Zwei seitliche starre Drähte geben die Schienung, eine mittlere dorsale und je eine distale und proximale volare Halbschelle geben die Haltung am Finger.

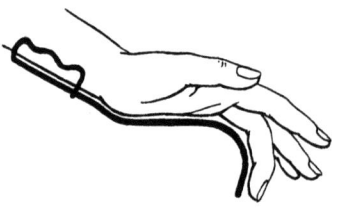

Abb. 3. Fingerschiene nach KIENLE, angelegt für ganz geringe Beugestellung.

Eine sehr zweckmäßige Fingerschiene ist der *Handschuhfinger*, dem die Haltung durch eine seitlich oder dorsal eingenähte oder aufgenähte Schiene gegeben wird. Für den Strecksehnenabriß am Endglied wird dorsal eine Uhrfeder mit der Tendenz zur Überstreckung eingenäht.

Zum *Zugverband* am Finger ist am einfachsten die Durchbohrung des überstehenden Nagelrandes an mehreren Stellen und Durchziehung von Fäden durch die entstandenen Löcher. Leider ist das Verfahren abhängig vom jeweiligen Zustand des Nagels.

Der *Heftpflasterzug* ist nicht zuverlässig genug und nicht ganz unbedenklich.

Zweckmäßige Hand-, Finger- und Schulterschienen. 19

Der *Mädchenfänger* oder Hexenfinger ist gefährlich. Er muß aus dem ärztlichen Rüstzeug verschwinden.

Für den Extensionszug durch die Weichteile der Fingerkuppe (BÖHLER) ist sehr sorgfältige Technik erforderlich. Ich komme darauf zurück bei der Behandlung des Fingerbruches (Stück 20).

Chirurgisch einwandfrei ist auch am Finger- und Mittelhandknochen der Drahtzug am Knochen. Die Bohrung des nichtrostenden Kruppstahldrahtes wird unmittelbar vorgenommen oder mittelbar mittels der Rotationskanüle nach

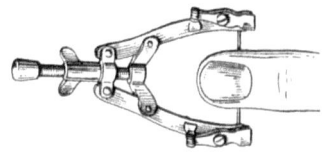

Abb. 4. Finger-Extensionsbügel nach M. BORCHARDT.

WERNER, durch deren Lichtung vor ihrer Entfernung der Draht durchgeschoben wird.

Einen einfachen Extensionsbügel hat ULRICH angegeben (BRAUN-Melsungen), einen sehr zweckmäßigen kompendiösen nach M. BORCHARDT hat PAUL EIMLER, Berlin SW 19, konstruiert (s. Abb. 4). Diese Firma hat auch einen aus einer verstellbaren und abnehmbaren Armmanschette mit Schiene und verstellbarem Spannbügelhalter bestehenden Extensionsapparat für Hand und Finger (wie für Zehen und Fuß) auf den Markt gebracht.

Die *Schulterabduktionsschiene* ist in der neuzeitlichen Behandlung von Hand- und Armverletzungen zu einem unentbehrlichen Hilfsmittel geworden. Es empfiehlt sich, mehrere derartige Schienen, die für die rechte und für die linke Seite besonders angefertigt werden müssen, vorrätig zu halten.

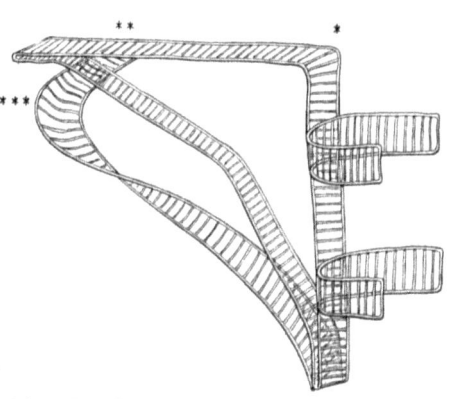

Abb. 5. Rechtsseitige Schulterabduktionsschiene. *Achselhöhle. **Ellenbogen. ***Hand.

Abgebildet ist die Abduktionsschiene aus Leiterschienen für den rechten Arm (s. Abb. 5). Sie wird nach ausgiebiger Polsterung mit drei Gurten befestigt. Der wichtigste Gurt trägt die Schiene vom unteren Ende aus auf der gesunden Schulter. Es empfiehlt sich, ihn noch durch elastische Binden — etwa Trikotschlauchbinden — zu ergänzen, die unten den Ausläufer des vertikalen, der Körperseite anliegenden Armes der Schiene umschlingen. Die beiden anderen Gurte halten die Schiene oben fest um die Brust und unten fest um den Bauch. Am meisten trägt das untere Ende, das sich gegen das Hüftbein stützt. Das in der Achse des Oberarms nach außen verlängerte seitliche Ende bietet einen festen Punkt für den extendierenden Gummizug oder die extendierende Spiralfeder. Es wird zweckmäßig nach oben umgebogen. Die Schiene läßt sich mit Vorteil verstellbar aus Aluminium herstellen (ein besonders brauchbares, für Röntgenstrahlen durchlässiges Modell fertigt die Firma HANS LAMBERGER, Heppenheim a. d. B.).

Zusammenfassend wird der Unfallarzt neben dem in jeder Unfallabteilung vorhandenen guten Gips (Cellona) und Heftpflaster *vorrätig halten* einige Fingerschienen verschiedener Größe nach BÖHLER oder KIENLE. Die vielfach brauchbaren Handschuhfinger ist meist der Verletzte selbst in der Lage mitzubringen. Nur für Abteilungen mit zahlreichen Fingerverletzungen ist ein Vorrat an Schienen nach GLASS und HORWITZ zweckmäßig. Die zum Bohren notwendigen Vorrichtungen und Spannbügel kommen im wesentlichen für stationäre Behandlung in Betracht. Am kompendiösesten sind die Apparate von EIMLER. Längere Leiterschienen zum Bau der Schulterabduktionsschiene oder einige fertige Abduktionsschienen nach LAMBERGER müssen vorrätig sein.

Die einzelnen Verletzungsarten.

7. Schnitt- und Hiebwunden.

Die Schnitt- und Hiebwunde ist die am wenigsten gefährdete Verletzung.

Für ihre Behandlung ist die Art und die Zwischenzeit von ihrer Entstehung bis zur Behandlung maßgebend.

Bei jeder Schnitt- und Hiebwunde von einiger Bedeutung ist die Ausschneidung der Ränder an der Oberfläche und in der Tiefe nach ausgiebiger Bestreichung mit 5%iger Jodtinktur und nach örtlicher Evipan-Natrium- oder Rauschbetäubung die erste und wichtigste Maßnahme.

Die Ausschneidung der Wundränder erfordert besonders am Finger peinliche Gründlichkeit und Sparsamkeit. Überflüssige Haut steht nicht zur Verfügung; auch in der Tiefe muß an Gewebe gespart werden, indes müssen alle mit dem verletzenden Fremdkörper in Berührung gekommenen Gewebsstellen, besonders wenn sie gequetscht sind, sicher entfernt werden (s. S, 8 u. ff.).

Bei *unverdächtig* entstandener, glatter Wunde — Messer, frisches Blech usw. — folgt der Ausschneidung, falls sie innerhalb der ersten 6 bis höchstens 8 Stunden möglich war, die Wundnaht. Nach der 8. bis 10. Stunde wird auch die unverdächtige Wunde wie die der Art ihrer Entstehung nach voraussichtlich infizierte Wunde behandelt.

Bei der *verdächtigen* Wunde wird die Ausschneidung auch in der Tiefe besonders gründlich vorgenommen. Auf jede Naht wird verzichtet. Die Heilung bleibt der Granulationsbildung überlassen. Die geringe Verzögerung bedeutet nur wenig Nachteil gegen die verderblichen Folgen der Eiterung unter der Naht.

Der Verband schließt die Wunde sicher ab und stellt den verletzten Anteil der Hand, aber *nur* diesen Anteil, ruhig. Alle übrigen Gelenke bleiben bewegbar und werden bewegt. Das Armtragetuch wird angeordnet; die Schulterbewegung nicht verabsäumt.

Bei jeder Schnitt- und Hiebwunde muß die Sehnendurchtrennung durch Prüfung der aktiven Beweglichkeit ausgeschlossen werden. Angaben über Behandlung der Sehnenverletzungen folgen in besonderem Abschnitt.

8. Stichwunden.

Die Stichwunde der Finger und Hand übertrifft die Schnittwunde erheblich an Gefahr.

Die Nadelverletzung des Schneiders, der Näherin, des Sattlers ist meist harmlos. Nur der unverdächtige Stich mit gebrauchssauberer Nadel oder Messerspitze mag, mit 5%iger Jodtinktur gereinigt und mit kleinem Pflaster versehen, schneller Heilung zugeführt werden.

Die Stichverletzungen an Drahtseilspitzen beim Hantieren mit dem Drahtseil sind sowohl in der Seeschiffahrt wie in der Binnenschiffahrt mit Recht gefürchtet. Stichverletzungen an giftigen und ungiftigen Fischen sind geradezu berüchtigt. Die kleinen Knochensplitter im Gefrierfleisch können dem Küchenpersonal gefährlich werden.

Verdächtige oder infizierte Stiche dieser Art werden nach örtlicher Betäubung und Jodierung mit 5%iger Lösung ovalär umschnitten. Ihre Ränder werden in ganzer Tiefe des Stichkanals anatomisch präparierend mit dem Messer entfernt. Die so entstandene Öffnung wird der Heilung durch Granulation überlassen.

Der gestochene Finger wird beim verdächtigen Stich mit der kleinen zweckmäßigen Drahtschiene BÖHLERS nach Umwicklung der Schiene mit einem Bindenpolster und nach Krümmung der Schiene zur Mittelstellung des Fingers ruhiggestellt. Die Hand wird mittels Abductionsschiene (s. Abb. 5) zur Schulterhöhe erhoben.

Hat der Stich zur Lymphangitis geführt, dann wird den eben beschriebenen Maßnahmen der feuchte Verband mit dünner essigsaurer Tonerde hinzugefügt. Die Schäden des Carbolverbandes und des Daueralkoholverbandes sind so bekannt, daß eineWarnung vor diesen Verbänden fast überflüssig erscheint.

Schwieriger ist die Lage, wenn die Ausschneidung vom Verletzten nicht zugelassen wird. Jodtinktur dringt nicht in die Tiefe. Eine Nadel mit Jodtinktur getränktem Wattebausch trifft nur zufällig den Weg der Stichwunde. Als wirksamste Behandlung in diesen Fällen muß zur Zeit die Umspritzung des Stichkanals mit Rivanol 1 zu 1000 bis 2000 unter Zusatz von Novocain 0,5% in die Umgebung über die ganze mutmaßliche Tiefe des Stichkanals angesehen werden. Auch der Rivanol-Alkoholverband (Rivanol 1,0, Alkohol 50,0, Aqua dest. ad 1000,0 nach HEIDE), der ständig feucht gehalten werden muß, scheint gute Dienste zu tun. Der Finger ist ruhig zu stellen. Die Arbeit muß einige Tage ausgesetzt werden.

Mücken, Bienen, Wespen, Ameisen sondern beim Stich ein reizendes Gift ab, das zu örtlicher Schwellung und zu Jucken Veranlassung gibt. Der Handrücken ist ein beliebter Platz für derartige Stiche. Oft wiederholte Stiche führen zu spezifischer Immunität gegen das Gift. Der einzelne Stich wird nur bedenklich bei Idiosynkrasie oder wenn primäre oder sekundäre Infektion hinzutritt.

Bei krankhafter Empfindlichkeit gegen Insektenstiche hat sich die Einspritzung von Calcium bewährt.

In warmen Ländern kommt dem Insektenstich als Übertragungsweg von Infektionskrankheiten eine erhebliche Bedeutung zu.

Giftige Stiche besonders tropischer Tiere sollen gemeinsam mit giftigen Bissen im folgenden Kapitel erörtert werden.

Nach der letztinstanzlichen Entscheidung des RVA. (Amtl. Nachr. 1892, S. 319) ist der Stich eines giftigen Insektes nur dann als Betriebsunfall anzuerkennen, wenn ein Arbeiter der Gefahr gestochen zu werden durch den Betrieb in besonderem Maße ausgesetzt ist, z. B. ein Monteur bei Werksarbeit in den Tropen — die beim Anophelesstich übertragene Malaria ist ebenfalls Unfallfolge (Urt. vom 18. 2. 1915, Ia 6044, 12, Anal. RVA. 1915, S. 471, Nr. 2798) — ferner Forstaufseher in sumpfigem Wald (Amtl. Nachr. 1890, S. 153) samt der durch den Stich übertragenen Milzbranderkrankung — nicht aber Maurer die auf dem Bau von einer giftigen Fliege gestochen wurden (Amtl. Nachr. 1892, S. 319).

9. Bißwunden.

Bißwunden sind mit Recht gefürchtet. Im Gegensatz zu den Selbstbissen an Zunge und Mundschleimhaut sind sie stets infiziert und zwar meist hochgradig virulent mischinfiziert.

Je nach der Art des schädigenden Gebisses steht mehr der Stich und Schnitt (besonders Raubtiergebiß) oder die Quetschung (besonders Pflanzenfresser) im Vordergrund. Die Quetschung setzt die Kampffähigkeit des Gewebes gegen die meist gleichzeitig eingedrungenen und eingepreßten Eitererreger herab. Besonders gefürchtet sind daher Bisse von Pferden und Kamelen. Auch Tetanus und Gasbrand können durch Bisse eingeimpft werden.

Bißwunden werden nach örtlicher Betäubung und Jodierung in ganzer Ausdehnung auch nach der Tiefe umschnitten und *offener* Heilung zugeführt. Bei der großen Gefahr schwerster Infektion nach Bißverletzungen bedingt jede Bißwunde an Hand und Fingern Ruhigstellung der gebissenen Teile und Lagerung der Hand auf die Abductionsschiene (s. Abb. 5). Tetanusantitoxingabe (2500 AE.) darf nicht verabsäumt werden.

Mit den Bissen bestimmter Tierarten können chemische oder belebte Schäden besonderer Art in das Gewebe eindringen. Ihrer Auswirkung mittels der primären, schnellstens der Wundentstehung folgenden Ausschneidung zuvorzukommen, muß das Ziel ärztlichen Handelns bleiben.

Schlangenbiß.

Die *Kreuzotter* (Vipera berus), die einzige heimische Giftschlange, beißt besonders in Hand und Finger (Beerensucher, Holzaufleser), während der Biß tropischer Giftschlangen erheblich häufiger den Fuß trifft.

Die Gifteinwirkung ist bei verschiedenen Schlangenarten ungleich. Örtliche Wirkungen sind besonders bei den Vipern, allgemeine bei den Nattern ausgeprägt. Die Gifte der Vipern wirken in erster Linie hämolytisch und proteolytisch, die der Nattern neurotoxisch. Die Arterkennung einer in Freiheit getroffenen, ohne Biß oder nach dem Biß meist blitzschnell verschwindenden Schlange ist oft recht schwierig.

Die Mortalität des Kreuzotterbisses wird auf etwa 2% geschätzt. Bisse bei Kindern sind gefährlicher als Bisse bei Erwachsenen, Bisse ins Gesicht gefährlicher als Bisse in die Gliedmaßen.

Das einzige zweckmäßige Hilfsmittel der Nothilfe ist die Abschnürung des Kreislaufes der gebissenen Gliedmaße.

Die Behandlung des Schlangenbisses setzt sich vier Gesichtspunkte. Sie versucht, das eingedrungene Gift aus dem allgemeinen Kreislauf fernzuhalten und schnürt zu diesem Zweck die gebissene Hand durch Gummibinde, Gummischlauch oder Behelfsmittel gegen den Körper ab. Die Wirkung der Abschnürung läßt sich unterstützen durch anämisierende Einspritzungen, zweckmäßig mit örtlichen Betäubungsmitteln kombiniert (Suprarenin bis 0,01%ig in Novocainlösung). Die Bißstelle wird in ganzer Ausdehnung und in ganzer Tiefe ovalär umschnitten. Saugglocken und Schröpfköpfe können die erwähnten Maßnahmen wirksam unterstützen. Alle diese Maßnahmen haben nur Zweck, wenn sie dem Biß unmittelbar folgen — eine Möglichkeit, die leider nur sehr selten gegeben ist. Sie dürfen nicht zu wesentlichen örtlichen Schäden führen.

Bei erfahrungsgemäß sehr gefährlichen Bissen ist die schnelle Auslösung der gebissenen Zehe oder des gebissenen Fingers ein zwar heroisches, aber im Verhältnis zu den drohenden Gefahren nicht zu eingreifendes Mittel.

Zur Fernhaltung des Giftes aus dem allgemeinen Kreislauf ist ferner brauchbar Umspritzung des Bisses mit Eigenblut, mit Chlorkalklösung (Calcium hypochlorit 1—2%) oder etwas mehr reizend mit Kalipermanganlösung 1%ig.

In zweiter Linie steht die Entgiftung des in den Kreislauf eingedrungenen Giftes, für die das *Antiserum* die Probe der Praxis überstanden hat. [Schlangenserum (BAYER) 10 g in die Muskulatur der Umgebung der Bißstelle].

Drittens wird die Kreislaufschwäche und die drohende Atemlähmung symptomatisch bekämpft. Strychnin nitr. 0,005—0,01, Campher 0,1—0,2, beides subcutan mehrfach wiederholt, sind neben Nebennierenpräparaten und Lobelin indiziert.

Endlich viertens dienen Dauerinfusionen von Kochsalz- oder Ringerlösung, versetzt mit Suprarenin, Zuführung reichlicher Getränke: Milch, Kaffee, Alkoholika, der schnellen Ausscheidung des eingeimpften Giftes.

Die Stiche und Bisse der giftigen *Spinnen*, die sie mit dem zu einer scharfen Kralle umgewandelten Endteil der Kieferfühler beibringen, der *Hundertfüßler* bei denen die zweiten Kieferfüße mit einer Giftdrüse ausgerüstet in Krallen auslaufen, der *Skorpione* mit ihrer scharfen, giftbewehrten Kralle am Endteil des Körpers, der giftigen *Fischarten*, deren Stachel an Flossen, Kiemendeckel oder am Ausläufer des Schwanzes mit einem Giftapparat versehen sind, der großen giftigen *Echsenarten*, bei denen der aus der stark entwickelten Unterkieferdrüse ausfließende Giftsaft mit dem Biß in die Wunde dringt, werden behandelt wie die Schlangenbisse.

Rattenbißkrankheit.

Nach Ratten-, Katzen-, Wiesel-, Frettchen-, Eichhörnchenbiß wird eine eigentümliche Infektionskrankheit beobachtet, als deren Heimat Japan angesehen werden muß (dortiger Name *Sodoku* — So = Ratte, Doku = Gift —), die aber zunehmend auch in Europa und Deutschland beobachtet wird. Etwa zwei bis drei Wochen — mit großen Schwankungen nach unten und oben — nach dem Biß dieser Tiere schwillt die inzwischen vernarbte Bißstelle an, nimmt rötliche oder blaurote Farbe an. Zugleich tritt unter Schüttelfrost oft hohes Fieber auf mit starkem Krankheitsgefühl. Es kann sich ausgehend von der Bißstelle eine erysipelähnliche Lymphangitis und Lymphadenitis anschließen. Vor allem zeigt sich an den gebissenen Körperteilen, oft übergehend auf den ganzen Körper, ein erythematöses, papulöses oder urticariaähnliches Exanthem. Das Fieber zeigt rekurrierenden Charakter. Die Krankheit verläuft oft recht schwer, kann auch abortiv auftreten; die Mortalität ist auf 10% berechnet.

In der *Behandlung* hat sich entsprechend der Noxe der Krankheit dem Spirillum morsi muris Salvarsan und Spirocid bewährt. Beide Präparate werden in der für Lues gebräuchlichen Dosierung gegeben. Die parenterale Salvarsantherapie ist der peroralen Spirocidbehandlung vorzuziehen.

Als Eingangspforte der

Tollwut (Lyssa)

ist der Hundebiß, seltener Katzenbiß, gefürchtet. Seinen Sitz hat er oft im Bereiche der Hand.

Die Schnelligkeit der Ausbreitung des augenscheinlich mit dem Speichel des kranken Tieres übertragenen, auf den Nervenbahnen geleiteten Giftes darf nicht davon abhalten, die beim Schlangenbiß empfohlenen örtlichen Maßnahmen möglichst umgehend nach dem verdächtigen Biß einzuleiten.

Die lange Inkubationszeit von 1–2 Monaten der meist schnell tödlich verlaufenden Krankheit, die etwa in der Hälfte der infizierten Bisse zum Ausbruch kommt, gibt Gelegenheit zu der als wirksam erwiesenen prophylaktischen Behandlung. Diese 3 Wochen dauernde vorbeugende Behandlung muß so früh wie möglich beginnen. Sie wird vorgenommen im Bereiche Deutschlands im Institut für Infektionskrankheiten in Berlin, in der Tollwutstation (Hygien. Institut) Breslau und in der staatlichen Lymphanstalt in Dresden.

10. Quetschwunden, Rißwunden, Zermalmungen.

Die Quetschung und Zermalmung ist die typische Verletzung des technischen Zeitalters. Das zerquetschte Gewebe stellt den Nährboden für Zersetzungen und Eiterungen und macht die Quetschwunde zur gefürchteten Verletzung.

Sie bezieht ein alle Gewebe der Hand und Finger: offene Knochenbrüche mit oder ohne Sehnenzerreißungen, Abquetschungen und Ausreißungen von Hand und Fingern zählen zu den Quetschwunden.

Über Abquetschungen der Fingerkuppen wurde in Stück 3 gesprochen.

Ausreißungen der Hand sind selten (KLEFFEL „Werftbetrieb").

JONSCHER führt Fingerausreißungen zu 49% auf Maschinenverletzungen, zu 34% auf Pferdebisse, zu 9% auf Hängenbleiben eines Fingers bei stürzendem Körper, zu ebenfalls 9% auf Zug von Leitriemen für Pferde, Bullen usw. zurück. Der Daumen ist fast so oft betroffen wie die anderen Finger zusammen. Die Abtrennung des Fingers erfolgt nach JONSCHER bei axialer Einwirkung der Gewalt meist im Knochen, bei schräger oder drehender Einwirkung meist im Gelenk. Die Beugesehne reißt meist hoch oben am Muskel aus. Der geringe Schmerz überrascht in jedem einzelnen Fall von neuem. Die Blutung ist gering.

Farabeuf stellte in Leichenversuchen fest, daß beim Achsenzug 150 kg zur Zerreißung des Fingers erforderlich sind. Bei schräger oder drehender Einwirkung langen viel geringere Kräfte.

Mit starken örtlich bedingten Verschiedenheiten wird etwa ein Viertel dieser Zermalmungen und Quetschwunden an der Stanze erworben. Es folgen Fräse, Drehbank, Presse und Kreissäge.

Die Behandlung der schweren Quetschwunden und Zermalmungen fordert alle chirurgische Kunst und Sorgfalt.

Das Vorgehen ist ausgesprochen aktiv. MANDL berechnet die durchschnittliche Heilungsdauer bei radikalem Verfahren auf 15 Tage, bei konservativem Abwarten auf 40 Tage. Die Endergebnisse unterscheiden sich zugunsten des aktiven Verfahrens in ähnlicher Art.

Besonders für die Quetschwunden und Zermalmungen gelten die oben (Stück 2) aufgeführten schlechten Heilungsaussichten bei bestimmten Berufsarten.

Anästhesierung und Pinselung mit 5%iger Jodtinktur — bei schwer verschmutzten Wunden nach mechanischer Reinigung — geht jeder Wundversorgung voraus.

Bei der Wundausschneidung werden die oben (Stück 3 u. 4) gegebenen Regeln auf das sorgfältigste beachtet.

Je nach der Entstehungsart und nach der Zeit, die seit der Entstehung verflossen ist, treten in der Art des Vorgehens Änderungen ein. Je verdächtiger die Entstehungsart und je weniger frisch die Wunden, desto radikaler die Ausschneidung und desto offener bleiben die Wunden. Gemeinhin verzichtet die Naht bei diesen Verletzungen auf jeden Wundschluß. Sie dient nur zur Befestigung gelöster oder plastischer Lappen. Sie muß jede Spannung sorgfältig vermeiden.

Fremdkörper werden sorgfältig entfernt. Heraushängende Sehnen werden nur vorgezogen zur sofortigen Kürzung. Die zurückschnellenden Sehnen können sonst Schmutz in die Tiefe befördern.

Halbe Maßnahmen führen zu unbrauchbaren und schmerzhaften Ergebnissen.

Auch wenn die Zeit für die Wundausschneidung verstrichen ist, wird zerfetztes Gewebe grundsätzlich entfernt. Bei der Absetzung von Hand und Fingern wird den noch zu schildernden Grundsätzen für die Fingeramputation Rechnung getragen. Vorstehende Fingerknochen werden freigebig unter Beachtung der Wertzonen (s. Abschnitt D) gekürzt und mit Haut möglichst aus der Beugeseite bedeckt. Bevor gesunde Teile mit abgetragen werden, ist zu überlegen, ob sie nicht zum Ersatz beschädigter Nachbarteile Verwendung finden können. An schönen Beispielen derartiger Plastik ist in der Literatur kein Mangel. Die Erhaltung des einzelnen dreigliedrigen Fingers ist nicht so wichtig, daß Fernplastik für ihn in Betracht kommt. Immer muß der Versuch gemacht werden, eine brauchbare Zange, also den Daumen und *einen* dreigliedrigen Finger zu erhalten. Für diesen *letzten* dreigliedrigen Finger und für den Daumen kommen daher auch fernplastische Verfahren zur Geltung.

Die Ergebnisse der Fernplastik sind unsicher, die Zeiten zur Sicherung des Erfolges lang. Kleinere und größere Nachoperationen sind häufig erforderlich. Der überpflanzte Lappen nimmt erst nach Jahresfrist etwa wieder teil an der Gefühlsinnervation. Das alles sind Gründe, von der Fernplastik abzusehen, wenn nicht die Rettung der Zangenfunktion des Handrestes sie verlangt.

In beachtenswerten Ausführungen haben STOLZE und MELTZEV für Hautdefekte an den Fingern dickere, nach dem Vorgehen KIRSCHNERS unter Öl entnommene Lappen anempfohlen. Zur Erhaltung der Zange wird mit Vorteil von ihnen Gebrauch gemacht.

Fast völlig abgequetschte Finger zu erhalten, lohnt sich nur unter denselben Voraussetzungen. Sie verstümmeln und verkümmern in den meisten Fällen. An den Bruchstellen bilden sich langdauernde Fisteln und Pseudarthrosen. Derartige Finger sind dann oft störender, als ihr Verlust. Der Hufeisenschnitt um die Fingerkuppe nahe dem freien Nagelrand und die Saugglocke, sowie allgemeine Kreislaufstärkung können zum Gelingen des Versuches beitragen.

Wundtamponade kommt nur zur Anwendung bei unsicherer Blutstillung.

Sehnennähte im gequetschten Gebiet sind zu unterlassen. Eher unterstützt eine Knochennaht, die nach genügender Festigung wieder entfernt wird, die sichere Erhaltung des Bruches in guter Stellung.

Fremdkörper müssen mit ihrem Bett mit Sorgfalt entfernt werden.

Hand und Finger werden geschient; die Hand in leichter Überstreckung, die Finger in halber Beugestellung, niemals in Streckstellung. Die Abductionsschulterschiene fixiert den Arm. An tägliche Übungen in Schulter und Ellenbogen sei erinnert. Bei günstigem Verlauf können die Schienen nach 8 bis 12 Tagen wegfallen.

Der *Gipsverband* nach Wundeinhüllung mit *Unguentolansalbe* (LÖHR) ist besonders unter ländlichen Verhältnissen zu empfehlen. Stete Kontrolle unter Beobachtung der Körperwärme ist erforderlich.

Die *offene Wundbehandlung* steht mit der Verbandbehandlung in erfolgreichstem Wettbewerb. Sie vermeidet die Zersetzung der Wundabsonderungen, die den typischen Wundgeruch erzeugen; sie legt die Wunden trocken, bringt üppige Granulationen zum Schrumpfen, verhindert die Ansiedlung des Bacillus des grünen Wundeiters, sie überhebt des fieber- und schmerzerzeugenden Verbandwechsels. Die Blutkruste, die sich auf der und um die Wunde bildet, ist ihr bester Schutz. Ein Mullschleier über ein glockenartiges Gestell um die Hand übernimmt den Fliegenschutz.

Stationäre Behandlung und Bettruhe läßt sich bei schwerer Zerquetschung und Zermalmung für die erste Zeit nicht umgehen. Bei allen verdächtigen Verletzungen — Straßenschmutz, Gartenerde je nach Herkunft, tierischem Dünger — soll die Tetanusantitoxingabe nach den oben aufgestellten Grundsätzen nicht verabsäumt werden.

11. Schußverletzungen.

Schußverletzungen spielen als gewerbliche Verletzungen keine große Rolle. Über ihre Behandlung daher nur wenige Worte.

Die linke Hand ist etwa doppelt so häufig betroffen wie die rechte. Reine Weichteilschüsse kommen vor, müssen jedoch nachträglich auf Grund langsam sich einstellender Callusbildung oft noch den Knochenschüssen zugezählt werden. Sehnen können völlig durchschossen werden, hängen jedoch meist noch so weit zusammen, daß spontane Heilung erfolgt. Beim Knochenschuß wird glattes Durchschlagen einzelner Knochen wie schwere Zermalmung großer Teile des Handskelets beobachtet. Aus- und Einschuß sind meist klein, besonders bei Schüssen aus größerer Entfernung.

Schwere Infektionen sind selten. Gasödeme werden nicht beobachtet. Dagegen kommt der Handschuß häufiger als Eingangspforte für den Tetanus in Betracht.

Handschüsse gehören in das Gebiet der Quetschwunden und Zermalmungen. Die für diese Art der Handverletzungen aufgestellten Behandlungsgrundsätze gelten daher auch für die Schußverletzungen.

12. Fremdkörper.

Fremdkörper sollen aus Hand und Finger entfernt werden. Das gilt besonders, wenn sie infektionsverdächtig oder chemisch wirksam sind. Leitet die frische Wunde auf sie hin oder sind sie von außen durchzutasten, so ist ihre Lokalisierung einfach. Sonst ist gute Röntgenlokalisation Voraussetzung für schonendes und erfolgreiches Handeln.

Hammerschlag (s. Abb. 28 b) wird nur entfernt, wenn er in Gelenken oder an Sehnen und Nerven zu Störungen Veranlassung gibt. Die Schwierigkeiten, die mit seiner Auffindung verbunden sind, dürfen nicht unterschätzt werden.

Bei infektionsverdächtigen und chemisch wirksamen Fremdkörpern wird das sie umgebende Bett mit herausgeholt. Besonders ergiebig muß die Umgebung um abgebrochene *Tintenstifte* entfernt werden. Tintenstiftverletzungen führen sonst zu lange absondernden, schlecht heilenden Nekrosen.

Anders liegt die Gefahr der *Thermometerverletzungen*. Fein verteiltes Quecksilber kann zur Quecksilbervergiftung führen. Radikale Entfernung aller Quecksilberspuren ist erforderlich. Die Absetzung eines Fingers darf im ungünstigen Falle feiner Verteilung des Quecksilbers über den Finger nicht gescheut werden; auch wenn das Quecksilber in zusammenhängenden Depots sich im Körper findet, wird man es nach Möglichkeit entfernen. Indes unterscheidet es sich in diesem Fall nicht so erheblich von jedem anderen Fremdkörper.

13. Sehnendurchtrennungen.

Bei weitem der größte Teil aller Sehnenverletzungen sitzt an Hand und Fingern. Besonders oft ist der Daumen betroffen. Die Häufigkeit nimmt vom Daumen zum kleinen Finger hin in regelmäßiger Abstufung ab. Nicht selten sind die Sehnen auch über dem Handgelenk durchtrennt.

In zahlreichen Fällen sind mehrere Sehnen verletzt. Durchschneidung sämtlicher Beuge- oder Strecksehnen kommt über dem Handgelenk vor.

Entsprechend ihrem gefährdeten Sitz sind die Strecker häufiger betroffen als die Beuger.

Die *Prognose* der Sehnennaht ist abhängig von der Art der durchtrennten Sehne, dem Sitz und der Art der Durchtrennung, den begleitenden Verletzungen, von dem Wundinfektionszustand, der Zeit der Naht, der Art der Naht und der Art der Wundversorgung.

Die Prognose der Beugesehnennaht am Finger ist schlecht. Strecksehnen geben günstigere Heilungsaussichten als Beugesehnen, stärkere Sehnen (Daumen) günstigere als dünnere (Kleinfinger), Sehnen Jugendlicher bessere als Sehnen älterer Personen. Durchtrennungen im Bereich der Sehnenscheiden sind ungünstig. Stumpfe Durchtrennungen mit Zerfetzung der Stümpfe sind ungünstig. Auch Begleitverletzungen, wie Knochenbrüche, verschlechtern die Heilungsaussicht. Bei infizierten Wunden bleibt die Heilung aus. Sekundärnähte treffen Atrophie der Sehnenstümpfe und der zugehörigen Muskeln. Die Stümpfe haben sich oft erheblich zurückgezogen. Die Ergebnisse der Sekundärnaht sind daher weniger gut. Die Aussichten sind am besten innerhalb der ersten 6 bis 8 Stunden. Ist längere Zeit verstrichen, so ist trotz ihrer Nachteile die Sekundärnaht vorzuziehen.

Die Mißerfolge sind meist durch Verwachsungen bedingt.

Zur Erhaltung genügender Gleitfunktion verdient der Vorschlag Beachtung, bei Durchtrennung beider Fingerbeugesehnen, nur die tiefe Sehne durch Nacht zu vereinigen.

Die *Technik der Sehnennaht* fordert im wesentlichen einfache Wundverhältnisse und Beschränkung des Fremdkörpermaterials. Je glatter und reibungsloser sich der Eingriff abspielt, desto besser ist die Heilungsaussicht. Zerbrochene Nadeln, zerrissene Fäden, von der Pinzette zerquetschte Sehnen sind für die Heilung verhängnisvoll. Die Sehnennaht gehört daher in die Hand des Facharztes. Nicht nur die glatte Technik an sich verlangt das; auch von den selbstverständlich sich abspielenden Vorbereitungen und Hilfeleistungen ist die reibungslose Abwicklung der Sehnennaht abhängig.

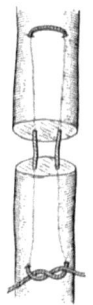

Abb. 6.
Sehnennaht schematisch.

Nach örtlicher Schmerzausschaltung — die Dauer der Kurznarkose genügt meist nicht — und nach Desinfektion mit 5%iger Jodtinktur folgt die Wundausschneidung mit besonders peinlicher Genauigkeit. Verschmutzte und zerfetzte Sehnenenden werden sparsam gekürzt. Die Pinzette faßt das Sehnenende vorsichtig an der Sehnenhülle. Die Vereinigung wird End an End durch *eine* dünne Seidennaht erzielt. Wie die Naht im einzelnen gelegt wird, ist nicht so belangreich. Ihr Grundgedanke besteht in einer doppelten Längsführung des Fadens an den beiden Stümpfen möglichst innerhalb des Sehnengewebes und einer Querführung durch das Sehnengewebe an den Umschlagstellen des Fadens, zur Gewinnung der Festigkeit etwa $1-1\frac{1}{2}$ cm von der Durchtrennungsstelle der Sehne entfernt (s. Abb. 6). Bei flachen Sehnen, z. B. den Fingerstrecksehnen ist Seit zu Seitvereinigung gestattet. Haltefäden erleichtern die Naht.

Ist das *zentrale* Sehnenende nicht sichtbar, so gelingt es oft mittels einer in das Sehnenfach eingeführten Klemme, das Ende zu fassen und vorzuziehen. Ausstreichen des Muskelbauches, Entfernung der Ansatzstellen des betroffenen Muskels durch Gelenkbewegung kann das zentrale Ende zum Vorschein bringen. Bleibt der Versuch erfolglos, so wird zentralwärts der Durchtrennungsstelle eingeschnitten. Dabei wird der Einschnitt möglichst nicht unmittelbar über die Sehne gelegt und nicht bis zu der die Sehne durchtrennenden Verwundung fortgeführt, so daß ein Tunnel zwischen der Verletzungswunde und dem Einschnitt bestehen bleibt. Das periphere Ende pflegt sich nicht weit zurückzuziehen. Bei Annäherung der Ansatzstellen des betroffenen Muskels kommt es meist unschwer zum Vorschein.

Die Sehnenscheide wird nicht genäht. Ihre Entfernung bis auf Haltestreifen in der Gelenkgegend wird empfohlen.

Über der sorgfältig die Enden in mäßiger Spannung gegeneinanderlegenden Sehnennaht wird die Haut völlig geschlossen.

Im Verband wird die Arbeitsmöglichkeit der Sehne für 12 Tage ausgeschaltet. Am 10. Tage werden beim ersten Verbandwechsel die Hautnähte entfernt. Es folgen ausschließlich aktive Bewegungen ohne Belastung, die ihren Umfang langsam steigern. Belastung wird zunächst vorsichtig nach 4 Wochen gewagt. Zu frühen Belastungsversuchen folgt nicht so selten der Sehnenriß an der genähten Stelle, der in den meisten Fällen den endgültigen Mißerfolg besiegelt.

14. Nervenverletzungen.

Nervenverletzungen erhalten an der Hand nur therapeutische Bedeutung am Grunde des Daumenballens. Mir ist kein Fall bekannt, in dem es gelang, an dieser Stelle durchschnittene Nerven zur Heilung zu bringen. Die Ausfälle der Muskeln des Daumenballens haben jedoch so ernste Folgen, daß der Versuch der Nervennaht mit feinster Seide unternommen werden muß. BUNNELL weist energisch hin auf die Notwendigkeit und Nützlichkeit von Nervennähten an Hand und Fingern.

Sehr viel häufiger und ernster sind Durchtrennungen des Mittelnerven über der Handwurzel. Gelegentlich wird auch der N. radialis oder ulnaris durchtrennt. Bei allen über die Unterhaut hinaus in die Tiefe reichenden Verletzungen daselbst ist die Nervenfunktion zu prüfen.

Bei *Medianusverletzung* fehlen die Muskeln des Daumenballens mit Ausnahme des Anspreizers — der Daumenballen schwindet — fehlen ferner die Lumbricalis 1, 2 und 3. Es fällt also aus bei verschlechterter Beugung besonders im Grundgelenk die Opposition des Daumens. Verschlechtert ist die Beugung der Grundgelenke des ersten bis dritten Fingers. Gefühlsausfälle betreffen besonders die Beugeseite an Daumen und Zeigefinger.

Bei *Radialisverletzung* fehlen die Hand- und Fingerstrecker nur bei höherem Sitz der Verletzung. Beim Sitz in der Gegend der Handwurzel fallen die Gefühlsausfälle im Speichennervengebiet am meisten auf (radiale Handrückenseite und Streckseite von Daumen und Zeigefinger).

Die *Ulnarisverletzung* hat an der Hand die schwersten Ausfälle zur Folge. Die Hand ist flach, der Kleinfingerballen schwindet. Die Knochenzwischenräume am Handrücken sind eingesunken. Die Fingerspreizung geht verloren. Krallenstellung kann sich besonders an den letzten Fingern einstellen. Das Gefühl ertaubt an der Kleinfingerseite der Hand, sowie im Bereich der beiden letzten Finger an Beugeseite und Streckseite, fast stets gänzlich am kleinen Finger.

Die Nervennaht verlangt wie die Sehnennaht glatte Technik und geschulte Hilfe. Zur Anfrischung ist das scharfe Messer (Rasierklinge!) der Schere vorzuziehen. Zwei bis drei bis vier — je nach der Dicke des Nerven — dünnste Seidennähte durch die Nervenhülle vereinigen möglichst ohne Verdrehung den durchtrennten Stamm.

Besondere Vorsicht ist bei der Identifizierung der Stümpfe erforderlich. Es wurden auf dem zentralen Nervenstumpf periphere Sehnenstümpfe aufgenäht gefunden.

Bei der Beurteilung des Ergebnisses darf nicht vergessen werden, daß der Erfolg erst nach Monaten zu erwarten ist. Nach Verlauf eines Jahres und längerer Zeit kann die Funktion noch eintreten. Je eher die Naht der Durchtrennung folgt, desto besser sind die an sich für die periphere Nervennaht auch bei sorgfältigster Technik nicht besonders ungünstigen Aussichten.

15. Elektrische Verletzungen.

Die Zahl der Verletzungen durch Elektrizität befindet sich in ständiger Zunahme. Die Eingangspforte der meisten elektrischen Verletzungen sitzt an Hand und Fingern, besonders an der Fingerbeere (JELLINEK).

Es ist bekannt, daß je nach den äußeren und individuellen Umständen dieselbe Stromart einmal den Tod erzeugen kann, einmal spurlos ertragen wird.

Die Einwirkung des elektrischen Starkstroms auf die Eintrittsstelle zeigt in vielen Fällen die Eigenschaft einer Verbrennung. Doch kommen auch chemische und rein mechanische Veränderungen ohne jede Verbrennungsspur vor.

Die Strommarken können gradlinig verlaufen, wie scharfe Messerschnitte, kreisförmig wie Nadelstiche, oder ausgestanzt, endlich spiralig oder korkzieherartig. Sie können wie Schürfungen aussehen mit rhythmischen Unterbrechungen oder auch symmetrisch angeordnet sein. Die meist grauweiße, leicht erhabene Eintrittsstelle mit zentraler schwarzbraun verfärbter Eindellung ist gewöhnlich völlig schmerzlos, ihre Umgebung reaktionslos.

Die Eintrittsspur ist oft wenig charakteristisch. Sie ist nicht immer als elektrisch zu erkennen. Für derartige Verletzungen gewinnt die Vorgeschichte erhöhte Bedeutung.

Der Knochen unter der kleinen Strommarke kann in großer Ausdehnung der Zerstörung anheimfallen. Ihr Ausmaß ist oft schon frühzeitig im Röntgenbild erkennbar. Primäre Knochenbrüche und Luxationen nur infolge des elektrischen Stromes ohne Einwirkung äußerer mechanischer Gewalt kommen vor.

Die Behandlung der elektrischen Verletzungen ist konservativ: Spätblutungen und die Unmöglichkeit früher Abgrenzung der Ausdehnung der Gewebsschädigung verbieten frühes Eingreifen. Unter trockener Asepsis wird die Demarkation (aseptische Nekrose) abgewartet und dann nach allgemeinen chirurgischen Grundsätzen verfahren.

Im Verlauf der Heilung stößt sich gewöhnlich ein dreimal und mehr größerer Gewebsteil ab, der Wochen hindurch unversehrt erschien.

Die Heilungstendenz elektrischer Wunden ist meist bemerkenswert gut.

16. Hitzeschäden.

Auch Verbrennungen und Verbrühungen bevorzugen Finger und Hände.

Bei Verbrennungen I. Grades erübrigt sich die ärztliche Behandlung. Aseptische Puderbehandlung oder Einfettung mit einer indifferenten Salbe werden angenehm empfunden.

Bei Verbrennungen II. und III. Grades an Hand und Finger haben sich besonders für die ambulante Behandlung 5- bis 10%ige

Tanninsalben bewährt (Ac. tann. 5, Vaselin, Lanolin aa ad 50,0). Zur Hervorrufung der Tanningerbung werden die Blasen unter aseptischen Kautelen abgetragen. Unter der Einwirkung der Tanninsalbe tritt nach kurzer Zeit Schmerzfreiheit ein. Der Verband wird nach etwa 4 Tagen gewechselt. Es zeigt sich ein gleichmäßiger braunschwarzer trockner Schorf, der sich unter nunmehr aseptischen Puderverbänden in wenigen Tagen spontan abstößt.

Bei großen Verbrennungen ist die Auftragung von 2%iger Tanninlösung (bei Kindern 1%iger Lösung) mittels Spray zweckmäßig. Die Lösung wird mittels Föhn getrocknet. Der Mullverband bleibt 14 Tage an seiner Stelle.

Noch konservativer verfährt LÖHR: Nach Beseitigung von Verunreinigung wird ohne Eröffnung der Blasen Unguentolansalbe fingerdick aufgetragen. Darüber wird für 8 bis 14 Tage ein Gipsverband angelegt.

Auch schwerste Verbrennungen III. Grades werden konservativ behandelt mit dem Ziel trocknen Brandes.

Von einer Reinigung und Desinfektion der Verbrennung mit antiseptischen Mitteln, wie sie von TSCHMARKE vorgeschlagen wird, ist an Hand und Fingern abzuraten. Sie ist nur möglich nach Ausschaltung der Schmerzempfindung und verbessert die Erfolge für umschriebene Verbrennungen nicht. Belebte Erreger werden durch die Hitzewirkung ebenso vernichtet wie die Haut. Für die Vermeidung sekundärer Infektion muß die kunstgerechte erste Versorgung bürgen.

Der Verband arbeitet Narbenverziehungen entgegen. Frühzeitige Überpflanzung von THIERschen Hautläppchen oder halbdicken Hautlappen nach KIRSCHNER macht die Narben widerstandsfähiger und verhindert Narbenschrumpfungen und Kontrakturen.

Die **Phosphorverletzung** wirkt einmal als Verbrennung durch den begierig Sauerstoff aufsaugenden Phosphor, weiter als Ätzung von seiten der bei der Verbrennung neben dem Phosphorpentoxyd sich bildenden Phosphorsäure. Die Phosphorverletzung ist außerordentlich schmerzhaft. Die zweckmäßige Frühbehandlung ist das Tauchbad in 5%Natr. bic.-Lösung mit Zusatz von etwas Wasserstoffsuperoxyd. Beim Eintauchen wird die entstehende Phosphorsäure neutralisiert, an der Luft oxydieren die Phosphorreste, die noch in Falten und Ritzen der Haut haften. Die Bäder mit abwechselndem Eintauchen und Herausziehen aus der Natr. bicarb.-Lösung müssen stundenlang durchgeführt werden, bis weiße, sich durch Knoblauch verratende Pentoxydnebel von der ausgetauchten Hand nicht mehr aufsteigen. Die Weiterbehandlung entspricht dem Vorgehen bei Verbrennungen. Phosphorverletzungen hinterlassen meist Verbrennungen II. bis III. Grades.

17. Kälteschäden.

Von Kälteschäden kommt für die Unfallbehandlung im wesentlichen der akute Kälteschaden in Betracht.

Einwirkung jeder Temperatur, die erheblich unterhalb der Körperwärme liegt, kann Kälteschäden erzeugen.

Der Eintritt und der Grad des Kälteschadens ist wesentlich abhängig vom Allgemeinzustand und vom örtlichen Gewebszustand. Der durch Allgemeinschäden — Krankheiten, Strapazen, Entbehrungen — geschwächte Vasomotorenapparat, Mangel an Abhärtung sowie örtlicher Druck begünstigen den Eintritt der Erfrierung.

Es empfiehlt sich, auch beim akuten Kälteschaden drei Grade zu unterscheiden. Dem I. Grad entspricht Blässe und Blutleere der Finger mit prickelnden und beißenden Schmerzgefühlen, dem II. Grad die oberflächliche Nekrose mit nachträglicher Blasenbildung — Blasen treten erst nach mehreren Tagen auf, zunächst ist die Haut hart, kalt, gefühllos, grauweiß oder gelbweiß und starr — dem III. der endgültige Gewebstod von Gliedteilen.

Die Behandlung der Kälteschäden[1] wird beherrscht vom Grundsatz *langsamer* Wiedererwärmung und der Anregung des Kreislaufes.

Die richtig gewährte *erste Hilfe* kann für den Ausgang der Erfrierung entscheidend sein. Die althergebrachte Einreibung erfrorener Teile mit Schnee hat sich als erste Maßnahme bewährt, wenn trockener Schnee verwendet wird. Die Einreibung soll vorsichtig möglichst mit behandschuhter Hand vorgenommen werden. Aktive Bewegungen werden gleichzeitig versucht. Diese Maßnahmen werden schon unter freier Luft vorgenommen, wo der Geschädigte gefunden wird. Umhüllung mit trockener Wolle verhindert das Wiedererfrieren. Die Sorge, den Erfrorenen in den Schutz einer Behausung zu bringen, tritt im Anschluß in ihr

---

[1] Sehr ausführlich teilt CAMPELL in der Schweiz. med. Wschr. 1932, S. 1182 seine Erfahrungen über die Behandlung der örtlichen Erfrierungen mit. Sie werden von mir vielfach zugrunde gelegt.

Recht. Er wird in einen mäßig erwärmten Raum verbracht. Die erfrorenen Glieder kommen in ein kaltes Wasserbad von 8 bis 10, später 16⁰ C; vorsichtige Massage und aktive Bewegungen werden zugefügt. Für die allgemeine Erholung sorgen warme Getränke und Speisen. So vorsichtig und langsam die Erwärmung der erfrorenen Gliedmaßen gehandhabt wird, so tatkräftig wird für die Hebung des Allgemeinbefindens und auch für die allgemeine Körpererwärmung besonders durch warme Nahrung versorgt.

Auch bei der so schnell wie möglich zu gewährenden *ärztlichen* Behandlung stehen physikalische Maßnahmen im Vordergrund. Die Erfrierung ist im Gegensatz zur Verbrennung oft schlimmer als sie scheint. Die Grundeinstellung der Behandlung ist konservativ. Das Prinzip der aseptischen trocknen Wundbehandlung beherrscht das Verfahren. Bei Erfrierungen III. Grades ist trockne Mumifikation das Ziel der Behandlung. Trockne Puderverbände bleihaltige Salbenverbände (z. B. Ungu. plumbi, Vasel. flav. aa 40,0 Ol oliv. 20,0, Ac. carb. 2,0 Ol lavand g 30), Desitinsalbe, Lebertransalben (Unguentolan) oder Tanninsalben (Ac. tann. 2,5, Vasel., Lanol. aa ad 50,0) sind beliebt und bewährt.

Wechselbäder 15⁰ zu 35⁰ bis 40⁰ bis 50⁰ C dienen, solange die Hautdecke unversehrt ist, der Anregung des Kreislaufs. Bequeme Hochlagerung, hufeisenförmige Einschnitte entsprechend dem freien Nagelrand um die Fingerbeere fördern besonders in Kombination mit Saugapparaten den venösen Abfluß. Die Gangrän wird konservativ behandelt. Die Lebensenergie des durch Frost geschädigten Gewebes ist schlecht. Seine Widerstandsfähigkeit gegen Infektion gering. Bei Absetzungen ist daher große Vorsicht und offenes Arbeiten erforderlich.

18. Verätzungen.

Unfallartige Verätzungen werden bedingt durch Säuren oder durch Alkalien. Säuren erzeugen einen trockenen, bröckeligen, brüchigen, Alkalien einen schmierigen, weichen, gequollenen Schorf, der meist weiter in die Tiefe reicht, als die Säureverätzung. Verätzungen sind sehr schmerzhaft. Blasen treten nicht auf.

Die Behandlung entspricht der der Wärmeschäden.

Die Phosphorverletzung wurde in Stück 16 behandelt.

19. Verstauchungen und Quetschungen der Handwurzel sowie der Fingergelenke.

Die zahllose Reihe der Quetschungen und Verstauchungen an Hand und Fingern kommt nicht zur Kenntnis des Arztes. Erinnert sei indes daran, daß sich unter dem blutunterlaufenen Nagel nicht so selten ein Bruch des Nagelgliedknochens verbirgt. Auch an anderen Stellen kann ein Knochenbruch die anscheinend weniger schwere Quetschung begleiten. Seine Aufdeckung ist insofern nicht bedeutungslos, als frühzeitige Schienung des gebrochenen Knochens nach den noch zu besprechenden Regeln übermäßiger Callusbildung mit seinen störenden Folgen vorbeugen kann.

Von größerer Bedeutung sind oft die Verstauchungen. In vielen Fällen verlieren sich ihre Erscheinungen schnell. In anderen Fällen jedoch, besonders gern am Mittelgelenk der dreigliedrigen Finger, bleibt wochen- und monatelang als unangenehmes Arbeitshindernis Schwellung und Schmerz bestehen.

Das charakteristische Kennzeichen der Quetschungen und Verstauchung der Hand- und Fingergelenke ist der Gelenkerguß, zu dem oft zunächst ein blutiger Erguß um das Gelenk nachweisbar ist. Anhaltender, umschriebener örtlicher Druckschmerz erregt den Verdacht auf eine Beteiligung des Knochens, die durch gute und wiederholte Röntgenbilder ausgeschlossen werden muß. Besonders an der Handwurzel erweist sich die Verstauchung in solchen Fällen bei wiederholter Röntgenkontrolle öfters als Knochenbruch. Das Röntgenbild der Verstauchung ergibt keine krankhafte Veränderung, zeichnet in anderen Fällen als Zeichen des länger bestehenden Ergusses den Gelenkspalt verbreitert; ergibt endlich hier und da an der Ansatzstelle der Seitenbänder einen freien schalenartigen Knochenschatten als Zeichen der Bandausreißung oder an den Ansatzstellen der Sehnen oder frei am Knochenrand kleine Aussprengungen.

Die *Behandlung* dieser Verletzungen fordert vor allem Ruhigstellung, zu der sich für das Handgelenk die dorsale Gipsschiene, für die Fingergelenke die Fingerschiene BÖHLERs bewährt hat. In hartnäckigen Fällen bringt örtliche Überhitzung mit Heißluft, Paraffin usw. schließlich Erfolg. Operative Maßnahmen zur Entfernung kleiner ausgesprengter Knochenteile empfehlen sich nicht.

20. Knochenbrüche der Finger.

Etwa ein Drittel aller Knochenbrüche und Dreiviertel aller *offenen* Knochenbrüche haben ihren Sitz an der Hand.

Zwei Drittel aller Brüche an der Hand in runden Zahlen und vier Fünftel aller Brüche an den Fingern sind offene Knochenbrüche.

Knochenbrüche der Finger.

Die Knochenbrüche an der Hand verteilen sich zu etwa ein Siebentel bis ein Sechstel auf die Handwurzel, ein Viertel auf die Mittelhandknochen, zwei Drittel auf die Finger.

Männer werden an der Hand fünf- bis sechsmal soviel von Knochenbrüchen betroffen wie Frauen.

Fingerbrüche führen in einem Viertel der Fälle (24,9% H. ZIEGLER) zur Invalidität (Rentenentschädigung), also im doppelten Hundertsatz wie Brüche des Unterarms (12%) oder des Unterschenkels (14%).

Fingerbrüche stehen also der Zahl nach weit voraus, aber auch in ihrer Bedeutung für die Folgen und die Erwerbsfähigkeit übertreffen sie alle anderen Handbrüche.

Zum Verständnis des Fingerbruchs seien einige anatomisch-physiologische Bemerkungen vorausgeschickt. Grundglied- und Mittelgliedknochen sind einander sehr ähnlich. Der Mittelgliedknochen ist eine in jeder Hinsicht verkleinerte und weniger kräftige Ausgabe des Grundgliedknochens. Einige kleine Unterschiede sind zum Teil belanglos, zum Teil komme ich auf sie zurück. Beiden ist gemeinsam die Basis mit der massigen Spongiosa, der an der Volarseite flache zum Teil rinnenförmig ausgehöhlte Schaft und das Köpfchen mit zwei Kondylen ähnlich dem Kniegelenksende des Oberschenkelbeines. Vor allem ist beiden gemeinsam eine dreifache dorsal konvexe Wölbung: die Basis in querer Richtung, am Schaft längs gestellt und am Köpfchen wieder quer gerichtet. Bei der Ansicht von unten ähnelt die Form der Basis einer liegenden 8. Die Basis des Mittelgliedknochens läuft an der Streckseite nach unten in einen geringen zungenartigen Fortsatz zum Ansatz der Sehne aus, wie er am Nagelgliedknochen stärker ausgebildet ist, am Grundgliedknochen aber gänzlich fehlt. Auch volar laufen Basis des Mittelgliedknochens und Nagelgliedknochens in mediale Fortsätze aus.

Für den Nagelgliedknochen ist die schaufelförmig verbreiterte Tastplatte charakteristisch, an die sich der kurze, an der Volarseite mäßig abgeflachte Schaft und die allseitig zur Anlage der Gelenkfläche verbreiterte Basis anschließt. Der zungenartige dorsale Fortsatz der Basis, der den mittleren schwächeren Zipfel der Strecksehne aufnimmt, wurde schon erwähnt; ich habe ihn 1921 „Schnabelschuhfortsatz" benannt.

Am meisten von Brüchen heimgesucht ist nach eigenen Statistiken der kleine Finger, auf den sich rund ein Viertel aller Fingerbrüche vereinigt. Es folgen in abnehmender Häufigkeit Zeigefinger, Mittelfinger, Ringfinger und zuletzt der Daumen.

Die zahlreichsten Fingerbrüche, fast die Hälfte, sitzen am Grundglied; es schließt sich an das Nagelglied mit etwas mehr als einem Drittel und das Mittelglied mit weniger als einem Viertel der Fingerbrüche.

40   Die einzelnen Verletzungsarten.

Bei weitem am meisten Brüche des Grundgliedes und Mittelgliedes sind Schaftbrüche. Je mehr distal, desto mehr treten die Schaftbrüche zurück gegen die Brüche der Epiphysen, besonders der Basis. Basisbrüche sitzen am häufigsten am Nagelglied, am seltensten am Grundglied. Seine Erklärung findet dies Verhalten einmal in der Abnahme der Schaftlänge nach distal, dann aber auch in der dornförmigen Ausziehung dieser Basen, besonders des Nagelgliedknochens, nach allen vier Seiten und in den Ansätzen der kräftigen Fingersehnen an den distalen Phalangen.

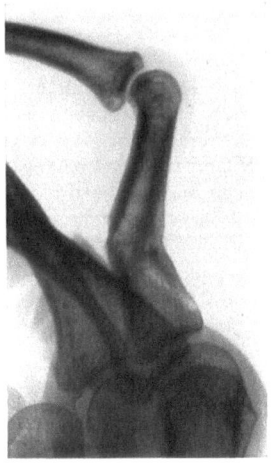

Abb. 7. Bruch des Mittelfingergrundgliedschaftes bei einem 17jährigen Arbeiter mit typischer Verschiebung.

Am Daumen ist am häufigsten das Nagelglied betroffen. Bei mehrfachen Brüchen sind besonders häufig Mittelfinger und Ringfinger beteiligt. Mehrfache Brüche kommen aber auch an *einem* Finger, sogar am selben Glied eines Fingers vor. Mehrfache Brüche sind meist Schaftbrüche.

Epiphysentrennungen sind an den Fingern selten.

Grundgliedbrüche.

Der typische Bruch des Grundgliedes ist der Schaftbruch in der Form des Querbruches und Schrägbruches. Der erste mehr durch direkte, der letzte mehr durch indirekte Gewalt hervorgerufen. Etwa drei Viertel aller Grundgliedbrüche sind Schaftbrüche. Der Grundgliedbruch sitzt häufig nahe dem Köpfchen oder nahe der Basis, seltener in der Mitte. Besonders der durch direkte Gewalt hervorgerufene Bruch ist nicht selten kompliziert, oft auch gesplittert. Der indirekte Bruch zeichnet sich aus durch häufige Gelenkbeteiligung, wenn auch nur mittels feiner Ausläufer der Bruchlinie.

Der direkte Bruch ist häufig unverschoben, der indirekte, durch forcierte Überstreckung entstanden, fast stets *im Sinne der Überstreckung verschoben*, so daß die Bruchstücke einen zur Streckseite offenen Winkel bilden, der *Scheitelpunkt des Winkels also nach der Beugeseite* vorspringt (s. Abb. 7). Die Verschiebung kann alle

Grade durchlaufen von leichter, kaum merklicher Abknickung bis zur völligen Umwendung des peripheren Bruchstückes um seine Querachse: Abknickung um fast 180°. Die sehr starken Verschiebungen kommen besonders vor beim köpfchennahen Sitz des Bruches, also kurzem peripheren Bruchstück. Da die Schwellung des Fingers bedeutend zu sein pflegt, kann auch die hochgradigste Dislokation ohne Röntgenbild sich der Erkennung entziehen. Nur *das stirnrecht aufgenommene Röntgenbild zeigt die Verschiebung an. Wer an den Fingerknochen Verletzungen nicht übersehen und ihre Eigenheiten erkennen will, muß pfeilrechte und stirnrechte Röntgenaufnahmen machen* (s. Abb. 8a und b). Leichter erkennbar ist die seltenere und meist unbedeutendere Achsenverschiebung in stirnrechter Richtung (seitliche Abknickung), die besonders bei den seitenständigen Fingern auch mal sehr ausgeprägt sein kann. Auch Drehungsverschiebungen kommen vor. Unangenehm ist die seltene Kontinuitätsverschiebung und Verkürzung. Im allgemeinen verhindern die innig mit dem Knochen verbundenen Weichteile, besonders der Beugesehne, aber auch das Hohllager der Strecksehne die Kontinuitätstrennung. Die elastischen und Muskelkräfte erschöpfen sich meist in der Hervorrufung von Winkelstellungen, ohne daß die Bruchenden die Möglichkeit finden, sich zu überlappen. In seltenen Fällen wird indessen auch diese besonders bei gelenknahen Brüchen prognostisch ungünstige Verschiebung beobachtet.

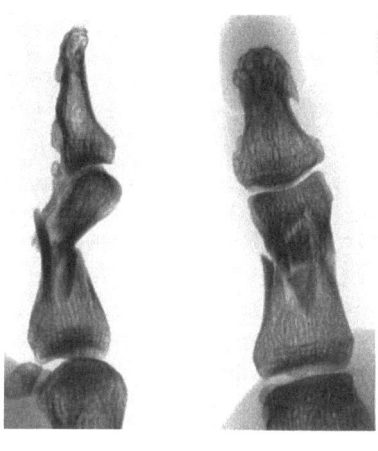

Abb. 8. Bruch des Daumengrundgliedknochens mit typischer Verschiebung, a in stirnrechter, b in pfeilrechter Sicht. Die typische Verschiebung bedarf der Korrektur. Sie ist in pfeilrechter Sicht nicht erkennbar.

Charakteristisch sind die Torsionsbrüche des Grundgliedschaftes. Sie entstehen durch indirekte Gewalt, die in einer am gebeugten Mittelglied oder Nagelglied anfassenden seitlich schiebenden Kraft gegeben ist. Das Grundglied des kleinen Fingers wird gern befallen.

Eine eigentümliche dem Grundglied wie dem Nagelglied vorwiegend eigene Form sind die Längsbrüche, die den Knochen in der Längsachse völlig durchsetzen können. Sie haben durch KRÖNLEIN und GURLT eine gewisse Berühmtheit erlangt. In seiner reinen Form, bei der der Bruch nach den genannten Autoren den ganzen Knochen einschließlich der beiden Gelenkenden in zwei Teile teilen muß, ist er ziemlich selten. Im übrigen werden längs gestellte Bruchlinien häufiger beobachtet. Sie entstehen infolge Quetschung in dorsovolarer Richtung und werden begünstigt durch die eigentümlichen Wölbungen in querer Richtung, wie ich sie oben für das Grundglied beschrieb. Sie sind meist unverschoben oder weniger verschoben. Ihre Bedeutung liegt im wesentlichen in der Beteiligung beider Nachbargelenke.

An der *Basis* des Grundgliedes finden sich im wesentlichen Stauchungsbrüche. Die ganze Basis kann einbrechen oder die eine Seite oder beide Seiten können abscheren. Abbrüche der dorsalen Partien habe ich an der Grundgliedbasis nie gesehen. Abbruch am volaren Rande einmal. Die Seltenheit derartiger Brüche ist bei der anatomischen Form der Basis verständlich. Daneben kommen Brüche durch direkte Gewalt vor. Die Verschiebungen sind gewöhnlich gering, da die gebrochenen Finger durch die Nachbarfinger geschient werden. Sie wiederholen die Neigung zur dorsalwärts offenen Winkelbildung. Bei den partiellen Abbrüchen kann der Finger oder das Bruchstück etwas verrutschen gegen das Mittelhandknochenköpfchen. Es drängt sich der Vergleich auf mit der BENNETTschen Fraktur an der Basis des Daumen-Mittelhandknochens. Am Grundgelenk ist zwar bei einiger Aufmerksamkeit völlige Versteifung bei Gelenkbrüchen weniger zu fürchten, als an den distalen Gelenken, indes kommen auch am Grundgelenk Versteifungen vor. Nach der meist knöchernen Heilung des Bruches bleibt besonders bei mangelhafter Einrichtung eine wesentliche Verbreiterung der Basis und eine entsprechende Bewegungseinschränkung zurück.

Ins Gelenk abgesprengte Teile der Basis können zu freien Körpern werden. Große pathologische Bedeutung haben diese freien Körper meist nicht; sie können indes chronische Ergüsse unterhalten.

Epiphysentrennungen werden selten am Grundglied beobachtet.

Am *Köpfchen* kommen Querbrüche proximal der Knorren, Querbrüche mit einer mittleren Bruchlinie ins Gelenk (T- oder V-Brüche) und Abbrüche einzelner Knorren meist in Form von Schrägbrüchen oder mit gezackter Bruchlinie vor. Oft sind sie

Knochenbrüche der Finger. 43

unverschoben; doch gibt es wohl keine Art der Verschiebung, die an den abgebrochenen Köpfchen oder Köpfchenteilen nicht beobachtet wird. Insbesondere kann ein abgebrochener Knorren sich völlig verdrehen oder auch weit von seiner normalen Lage weggeschleudert werden. Beim völligen Abbruch des Köpfchens entspricht die Verschiebung meist der oben besprochenen Überstreckungsverschiebung des köpfchennahen Schaftbruches. Seitenverschiebungen drohen besonders beim Abbruch eines Condylus. Die Gefahr der Gelenkversteifung ist bei diesen Brüchen groß. Aussprengungen aus dem Köpfchen können zu freien Körpern im Mittelgelenk führen.

Mittelgliedbrüche.

Auch am Mittelglied ist der *Schaftbruch* der typische Bruch, der in fast zwei Dritteln aller Mittelgliedbrüche beobachtet wird (s. Abb. 9). Es gilt von ihm alles, was vom Schaftbruch des Grundgliedes gesagt wurde mit einer für die Behandlung bedeutsamen Ausnahme. Während

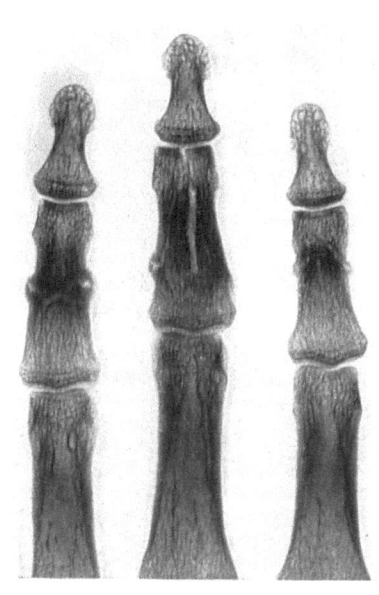

Abb. 9. Multiple Mittelgliedknochenbrüche am Ringfinger, Mittelfinger und Zeigefinger. Am Mittelfinger Längsbruch durchgehend ins Nagelgelenk. 22jähriger Arbeiter.

beim indirekten Grundgliedschaftbruch nur eine Überstreckungsverschiebung beobachtet wurde, habe ich beim Mittelgliedschaftbruch mehrmals eine Verschiebung im entgegengesetzten Sinne gesehen. Sie erreicht nicht so hohe Grade wie die Überstreckungsverschiebung, ist jedoch unkorrigiert in der Lage, die Funktion des Fingers wesentlich zu behindern. Bei der Behandlung komme ich auf sie besonders zurück.

Längsbrüche kommen auch am Mittelgliedknochen vor, stehen aber den Längsbrüchen am Grundglied- und Nagelgliedknochen an Häufigkeit nach (s. Abb. 9, Mittelfinger).

44 Die einzelnen Verletzungsarten.

Rotationsbrüche am Mittelglied sind mir weder in der Literatur noch durch die Erfahrung bekannt geworden.

An der Basis des Mittelgliedknochens kommen zu den am Grundglied erwähnten Brüchen die spärlichen aber beachtenswerten Abbrüche der volaren und dorsalen Ausläufer. Im Gegensatz zum Nagelglied ist an der Mittelphalanx der volare Ausläufer häufiger gebrochen. Dorsovolare Quetschung oder auch Stauchung scheinen ihre vornehmlichste Ursache zu sein. Beim Abbruch eines größeren dorsalen Stückes kann die Mittelphalanx volar luxieren. Dieser Bruch heilt häufig aus mit erheblicher Verbreiterung der Basis und Bewegungssperren im Mittelgelenk.

Die Köpfchenbrüche unterscheiden sich nicht von den Köpfchenbrüchen des Grundgliedes.

Nagelgliedbrüche.

Der typische Nagelgliedbruch ist der durch direkte Gewalt (Hammerschlag, Quetschungen an Türen usw.) hervorgerufene Bruch des schaufelförmigen distalen Fortsatzes (s. Abb. 10). Einen nicht kleinen Teil des „blutunterlaufenen Nagels" entlarvt das Röntgenbild

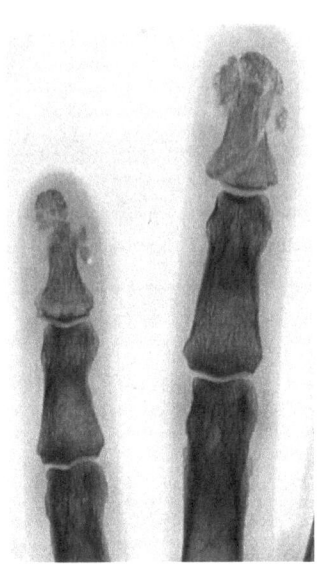

Abb. 10. Nagelgliedbrüche bei einem 57jährigen Arbeiter. Am Ringfinger mit Längsbruch durchgehend ins Nagelgelenk; am kleinen Finger Bruch des Nagelfortsatzes.

als Bruch der Tuberositas unguicularis. Häufig ist der ganze rauhe, hufeisenförmige Nagelfortsatz, der sich dorsal ziemlich scharf vorspringend absetzt, an diesem Absatzpunkt oft unregelmäßig, oft in gleichmäßiger Rundung abgebrochen. Der hufeisenförmig abgebrochene Rand wird durch einige Querbruchlinien häufig in mehrere Teile geteilt. Quere oder schräge Bruchlinien, schmale sichelförmige Absprengungen sowie wolkige Zertrümmerungen der Spitze des Processus kommen vor. Im seitlichen Röntgenbild zeigt sich häufig, daß die Absprengung volar und dorsal weiter zentralwärts reicht als in der Mitte, so daß das

Bruchstück kappenartige Form annimmt. Der abgebrochene Fortsatz kann unverschoben sein oder gänzlich vom übrigen Knochen getrennt, kann seitlich, dorsal oder volar verlagert sein; einzelne Bröckel können unter die Haut der Beugeseite versprengt werden, so daß sie später an der Fingerkuppe störend wirken. Nicht selten ziehen sich eine oder mehrere Längsbruchlinien in den Körper des Nagelgliedknochens hinein, die mitten im Körper oder in der Gegend der Basis enden oder bis ins Gelenk reichen (s. Abb. 10, Ringfinger), so daß Y-förmige, T-förmige oder ähnliche Zeichnungen sich bilden. Es entsteht der am Nagelglied, besonders am breiten Nagelgliedknochen des Daumens, häufige Längsbruch. Die Längsbruchlinie kann in der Mitte des Körpers verlaufen, ihn in zwei fast gleiche seitliche Teile teilend. Sie kann von der Mitte abweichen, mehrfach sein, sich teilend und wieder treffend; sie kann peripherwärts klaffen, so daß ein keilförmiger Spalt am freien Ende des Knochens sich ergibt. Der Längsbruch entsteht ebenfalls durch Quetschung, Hammerschlag, zuschlagende Tür und bei ähnlichen Gelegenheiten, die das Quergewölbe zum Einbruch bringen. Seine Bedeutung liegt in nicht so seltenen langdauernden Störungen im Nagelgelenk.

Eine eigentümliche Auswirkung der Bruchheilungen der Nagelgliedphalanx ist die Längenzunahme des Knochens und damit die Verlängerung des verletzten Nagelgliedes. Sie beruht zum Teil auf einer Verlagerung der Bruchstücke im Sinne einer Diastase in der Längsachse des Knochens, zum Teil, wie die Dickenzunahme, auf Callusbildung. Die Längenzunahme läßt sich durch das Auge und durch Messung nachweisen und beträgt oft mehrere Millimeter.

Großer Beachtung erfreut sich der häufigste Basisbruch des Nagelgliedes: der *Abbruch des dorsalen Sehnenfortsatzes, des „Schnabelschuhfortsatzes".* Er ist an den Fingerbrüchen mit ungefähr 5% beteiligt. Er kommt an allen Fingern vor. Am Daumen und am Zeigefinger scheint er seltener zu sein. Der Fortsatz kann in kleinem und größerem Umfang abbrechen. Das abgebrochene Stück hat gewöhnlich Dreiecksform. Die Bruchlinie verläuft meist in etwa 45^0 Steigung zur Längsachse des Knochens (s. Abb. 11).

Auch der Überzug des Fortsatzes, der außer aus Periost aus Fortsetzungen der Strecksehnenfasern besteht, kann durchreißen, so daß sich das Bruchstück der Strecksehne folgend, etwas zurückzieht. Die seitlichen Anteile der mit breiter Front sich ansetzenden Strecksehne bleiben gewöhnlich erhalten.

Der Bruch ist seit Busch als Abriß des Strecksehnenansatzes im Sinne einer Rißfraktur bekannt. Einklemmen des Fingers oder Sturz und Stoß gegen die gestreckten Finger sind die häufigsten Ursachen. Zur Erklärung der Rißgenese wird angeführt, daß dem Stoß eine Zwangsbeugung gegen die krampfhaft angespannten Strecker folgen müsse. Tatsächlich genügt die Stauchung allein, um im Sinne der Abscherung den Abbruch der Basisausläufer zu erklären. Vielleicht weniger häufig mag die Quetschung in dorsovolarer Richtung die Ursache abgegeben haben.

Erkannt wird der Bruch leicht an der geringen Beugestellung des Nagelgliedes und der Unmöglichkeit seiner aktiven Streckung bei unbehinderter passiver Streckung. Auch beim Gelenkerguß findet sich die leichte Beugestellung. Die passive Streckung ist dann schmerzhaft und nur beschränkt möglich. Den Ausschlag gibt auch hier das quere Röntgenbild, während die Röntgenaufnahme in dorsovolarer Richtung versagt.

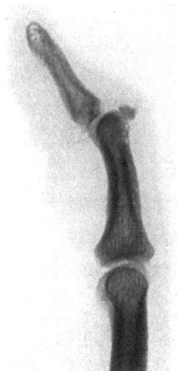

Abb. 11. Bruch des „Schnabelschuhfortsatzes" am Nagelgliedknochen mit typische Beugestellung des Nagelgliedes.

Der Bruch kann knöchern oder bindegewebig verheilen. Bei der knöchernen Verheilung verbreitert sich die Gelenkfläche; aus dem schmalen zierlichen Schnabelschuhfortsatz wird ein plumper unregelmäßig vorragender Haken. Das unverheilte oder bindegewebig angeheilte Bruchstück kann das Gelenk reizen und chronischen Erguß unterhalten.

Von geringerer Bedeutung sind die Abbrüche des volaren Sehnenansatzes und der seitlichen Basisanteile. Sie kommen gelegentlich als Begleiterscheinungen schwerer Quetschungen und Stauchungen vor.

Abbrüche des volaren Sehnenansatzes können nicht als Seltenheit gelten. Vor Verwechslungen mit Sesambeinen schützt das Aussehen im Röntgenbild und die Kenntnis der Sesambeine, deren Vorkommen auf bestimmte Finger (am Nagelgelenk, Daumen und sehr selten Zeigefinger) beschränkt ist.

Knochenbrüche der Finger. 47

Aus der oben S. 39 erörterten Form des Nagelgliedknochens folgt, daß Quetschungen in dorsovolarer Richtung auch einen Abbruch der beiden mehr volar vorragenden Seitenteile der Basis zur Folge haben können. Es kann eine V-förmige Bruchlinie sich ergeben, bei der die Spitze des V proximalwärts ins Gelenk sieht. Auch einseitig können die seitlichen Basisanteile in größerem oder kleinerem Umfange abbrechen. In anderen Fällen kommt die Stauchung als Ursache für die Brüche der seitlichen Basisanteile in Betracht. Proximal dislozierte Bruchstücke können nach ihrer Anheilung Beugehindernisse ergeben. Auch sonst sind Gelenkstörungen nach diesen Brüchen nicht gerade selten.

Erkennung des Fingerbruchs.

Ein Drittel der als schwere Quetschungen und Verstauchungen angesehenen Fingerverletzungen begleitet ein Bruch. *Die klassischen Zeichen des Knochenbruches sind bei den Fingerbrüchen höchst unzuverlässige Wegweiser* (SCHUM). Der Verletzungsschmerz ist häufig überraschend gering. Passionierte Boxer setzen ihren Kampf ruhig fort und wissen nicht anzugeben, wann und wie sie ihre Verletzung erworben haben. In anderen Fällen kann erheblicher Schmerz das Brechen begleiten. In den nächsten Stunden fällt Steifheit und das Gefühl von Schwellung auf, denen sich meist nur mäßiger Schmerz zugesellt. Objektiv tritt Schwellung ein und bei zarter Haut oft erkennbarer Bluterguß. Druckschmerz, indirekter Bruchschmerz bei Zug und Stauchung, Bewegungsschmerz sind zweifelhafte Zeichen, die beim Bruch gering sein können, bei schweren Quetschungen und Verstauchungen erheblich. In seltenen Fällen gibt die Crepitation einen sicheren Hinweis. Recht selten sind vor der Entwicklung der Schwellung oder nach ihrem Abklingen die Bruchenden oder abgesprengte Stücke und Splitter unmittelbar zu tasten. Verschiebungen in den Diaphysen können die Diagnose erhärten.

Eine sichere Erkennung ermöglicht in vielen Fällen nur das Röntgenbild. Auch das Röntgenbild ist nur beweisend, wenn sein Ergebnis positiv lautet, kann bei negativem Befund versagen. *Die Regel der Röntgenaufnahme in zwei zueinander senkrechten Ebenen gilt besonders auch am Finger. Die seitliche Projektion der Finger im Röntgenbild kann Bruchlinien und Absprengungen verraten, die in der sagittalen nicht zur Wahrnehmung kommen* (s. oben S. 41). In über der Hälfte der Fälle zeigt nur eine Projektion Verlagerung an, während das andere Bild völliges Fehlen von jeder Dislokation vortäuscht.

Als ziemlich verläßliches Spätsymptom erwähnt SCHUM eine derbödematöse, langdauernde Verdickung der Weichteile, insbesondere der Gelenkkapsel und ihrer Umgebung, die auch den kleinsten Absprengungen folgt.

Die schlechte Erfahrung von LILIENFELD, daß dislozierte Fingerknochenbrüche unter der üblichen Behandlung fast immer ihre Dislokation beibehalten, gilt nicht nur für seinen Wirkungskreis. So sicher die Mittel sind zu ihrer Beseitigung, so selten werden sie angewandt. Im wesentlichen mag es die Schwierigkeit der Diagnose sein, die ihre Anwendung verhindert, manchmal aber auch verwerfliche Sorglosigkeit. Gelenkversteifungen, Kontrakturen, chronische Gelenkentzündungen, massiger Callus, der die Bewegung mechanisch behindert, Weichteilschwellungen und Verdickungen können die Folgen sein, die Fingerabsetzung nach vielen anderen vergeblichen Versuchen das nicht häufige, aber um so radikalere letzte Aushilfsmittel.

MATTI urteilt darüber: „... die ungünstigen Resultate beruhen nicht etwa nur auf primären Komplikationen, sondern sind zu einem großen Teile auf Rechnung mißlungener oder unvollständiger Diagnosen und unzweckmäßiger Behandlung zu setzen." Dabei sollte bei der leichten Zugänglichkeit der Fingerknochen von allen Seiten nichts einfacher sein als die Behandlung der Fingerknochenbrüche.

Die Prognose

der Fingerknochenbrüche hängt ab von der Gelenkbeteiligung, von der Einsicht und dem Willen des Kranken und vom Arzt. Unverschobene einfache Fingerknochenbrüche ohne Gelenkbeteiligung heilen meist glatt und ohne Folgen. Verschiebungen im Schaft setzen nicht immer eine störende Funktionsminderung. Anders gelenknahe Brüche, Gelenkbrüche und schwere Dislokationen. Schwerere oder leichtere Behinderungen der Streckung und Beugung bleiben oft zurück; sie können die dem Bruch benachbarten Gelenke betreffen, können aber auch alle Gelenke distal des verschoben geheilten Bruches ergreifen. Zum Teil können sie sich in den Folgemonaten unter dem Einfluß orthopädischer Behandlung oder des Arbeitsgebrauchs wieder ausgleichen. Meist aber sind sie ein dauerndes Zeugnis ungenügender ärztlicher Behandlung.

Behandlung des Fingerbruchs.

Der Fingerbruch verlangt lange Feststellung, nicht unter 3 Wochen, beim verschobenen Bruch etwa 4 Wochen. Ihr folgt noch eine Übungs- und Schonungsbehandlung. Die Arbeitsbetätigung des gebrochenen Fingers muß auch beim einfachen Bruch 4 bis 5 Wochen ruhen. Im Röntgenbild ist die Bruchlinie nach 1 Monat deutlicher sichtbar als zunächst. Sie verschwindet erst nach mehreren, etwa 5 Monaten. Das älteste Verfahren schient den Finger einfach an den oder an die Nachbarfinger. Ist der Bruch unverschoben, so ist das Verfahren für den gebrochenen Finger selbst nicht so schlecht; für die Nachbarfinger jedoch kann die lange Ruhestellung unheilvoll werden. Als Behelfsverfahren mag diese Schienung jetzt noch ihre Dienste tun.

Sehr viel Unheil hat die gerade Schiene angerichtet, an die der gebrochene Finger mit Heftpflaster oder mit Binden befestigt wird. Das wird seit Jahren betont; ebenso oft aber wird die gerade Schiene wieder empfohlen und angewendet. Die Ursache dafür mag liegen in der leichten Zugänglichkeit dieser Schiene, die in Form von hölzernen Zungenspateln, Pappestreifen oder Zigarrenkistenholz überall zur Verfügung steht. Die gerade Schiene kann zur Versteifung in Streckstellung, einer für den Finger sehr ungünstigen Stellung führen. Bei verschobenen Brüchen läßt sich die Einrichtung in Streckstellung nicht aufrechterhalten.

Von den vielen Schienen und Apparatkonstruktionen haben sich die BÖHLER- und KIENLE-Schiene bewährt. Sie lassen komplizierende Wunden für die Behandlung frei. Es handelt sich um U-förmig gebogene Doppelschienen, deren Enden rechtwinklig abgebogen und zu Ringen aufgerollt sind (s. Abb. 1, 2 und 3). Sie werden hergestellt aus weichem, geglühten 3 mm dicken Eisendraht und mit Watte oder Zellstoff ausgiebig gepolstert (s. Stück 6).

Sie werden angelegt an der Beugeseite des Fingers, so daß die nicht beschädigten Finger frei bleiben. Beim *unverschobenen* Fingerbruch genügt die sorgfältig in leichter Beugestellung des Fingers angelegte, gut gepolsterte Schiene. Am Handgelenk wird die verbreiterte Basis der Schiene über Polster mittels Stärkebinde befestigt. Die Verbindung des gebrochenen Fingers mit der Schiene kann durch Heftpflasterstreifen hergestellt werden.

Mit der schienenden Wirkung der BÖHLER- und KIENLE-Schiene läßt sich für den *verschobenen Bruch* eine ziemlich erhebliche Zugwirkung verbinden. Sie wird erreicht mittels Drahtextension. Zu ihrer Sicherung muß das Knochengerüst proximal und distal der Bruchstelle mit der Schiene verbunden werden.

Der Anlegung der Schiene geht bei verschobenem Bruch die Schmerzaufhebung von Bruch und Fingerkuppe, am besten durch Einspritzung nach OBERST, sowie die Desinfektion der Fingerkuppe voraus.

Zur proximalen Bindung der Fingerschiene dient ihr freies rechtwinklig abgebogenes und aufgerolltes Ende. Es wird mittels eines Gipsverbandes am leicht überstreckten Handgelenk befestigt. BÖHLER legt an die Streckseite des Unterarmes eine gut anmodellierte, ungepolsterte dorsale Gipslängsschiene, gegen die eine zweite Gipsbinde mit Rundtouren das proximale Ende der Fingerschiene am Handgelenk festlegt.

Zur distalen Verbindung des gebrochenen Fingers mit der Schiene wird ein rostfreier Stahldraht von 0,5 mm Dicke auf der einen Seite durch die Fingerkuppe geführt, auf der anderen Seite an dem U-förmig gebogenen Ende der Schiene befestigt. Das Spreizbrettchen, das die Fingerkuppe schont, darf nicht vergessen werden.

Der Anlegung der Schiene geht die Beugung von Finger und Schiene bis zur Mittelstellung voraus, mit der sich die meist im dorsalwärts offenen Winkel stehende Verschiebung ausgleicht (s. Abb. 3). Das freie Ende der Schiene muß stark bis zur Hufeisenform volarwärts abgebogen werden. In den seltenen Fällen der umgekehrten Verschiebung wird die Schiene in Streckstellung angewendet. Befestigung am Knochengerüst distalwärts ist nicht immer erforderlich.

Zu starker Zug muß vermieden werden. Er kann zu tiefen Druckgeschwüren an der Beugeseite und zu Decubitus sowie Durchriß an der Fingerkuppe vom Draht her führen.

Statt des Zuges durch die Weichteile der Fingerkuppe, an dem BÖHLER, dem eine überragende Erfahrung nicht abzusprechen ist, festhält, bevorzugen viele den Drahtzug durch den Knochen des Handgliedes, der am zweckmäßigsten mittels des oben (Stück 6) beschriebenen Zugbügels nach M. BORCHARDT zu erreichen ist.

Heftpflaster oder Mastisol als Befestigung pflegt nach einigen Tagen nachzugeben. Bei langen kräftigen Nägeln kann ein Seidenfaden statt des Stahldrahts durch die Fingerkuppe an dem überstehenden freien Rand des Nagels Halt finden.

Den Bruch mehrerer Finger stellen mehrere Schienen in gleicher Art fest.

Bei den randständigen Fingern muß Abspreizung und Drehung vermieden werden.

Die nicht verletzten Finger bleiben frei und gebrauchsfähig.

Bei offenen Knochenbrüchen schützt ein mit grobmaschigem Mull bedeckter Korb aus Draht und Leiterscheinen die offene Wundbehandlung (s. Abb. 12).

Dem Verband folgt baldigst die Kontrolle der Fingerstellung im Röntgenbild, die allwöchentlich wiederholt wird.

Der unverschobene Daumenbruch wird in Streckstellung, der in Achsenverschiebung stehende Daumenbruch in entsprechend korrigierender Stellung, also meist Beugestellung, verbunden (s. Abb. 13). Am Daumen tritt der Bindenkopf über dem Daumenballen in Konkurrenz mit der entsprechend umgeformten BÖHLER-

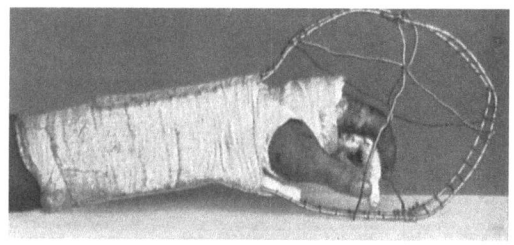

Abb. 12. Offener Bruch des Zeigefingergrundgliedes. Lagerung auf einer Fingerdrahtschiene mit Drahtzug an der Fingerkuppe. Korb aus Draht und CRAMERschienen für offene Wundbehandlung. (Aus BÖHLER, Knochenbruchbehandlung.)

Schiene. Er darf die Beweglichkeit der übrigen Finger nicht behindern.

Beim Abbruch des Schnabelschuhfortsatzes, des dorsalen Fortsatzes der Basis des Nagelgliedknochens, muß der Finger etwa

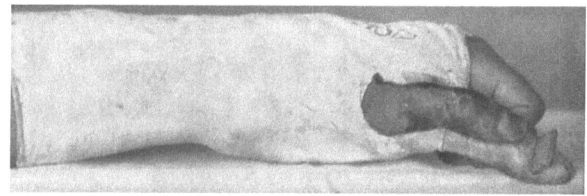

Abb. 13. Bruch des Daumengrundgliedes auf eine Fingerschiene gelagert, mit Drahtzug an der Daumenkuppe. (Aus BÖHLER, Knochenbruchbehandlung.)

6 Wochen in Streckstellung gehalten werden. Zweckmäßig wird dazu die abnehmbare Schiene nach HORWITZ (s. Stück 6) verwendet, so daß die Reinigung der Hände nicht behindert ist. Eine Uhrfeder in einen Handschuhfinger an der Streckseite eingenäht, kann diese Schiene ersetzen. Ist ein Fingerling verbraucht oder beschmutzt, so läßt er sich leicht austauschen.

Vor der blutigen Vereinigung des abgebrochenen Schnabelschuhfortsatzes mit dem Nagelgliedknochen sei ausdrücklich gewarnt. Am

Nagelgliedknochen fehlt jedes faßbare Gewebe. Bohrlöcher schädigen das Gelenk. Das Ergebnis ist gewöhnlich erheblich schlechter als das der konservativen Behandlung. Auch Phlegmonen mit Versteifung des Nagelgelenks in Beugestellung sowie Amputationen im Gefolge der blutigen Vereinigung werden berichtet.

Bei Abbrüchen der volaren Basisfortsätze ist die Feststellung in Beugestellung gegeben.

Der *Ausgang* verschobener Fingerbrüche ist keinesfalls erfreulich. Pseudarthrosen sind selten. Ebenso häufig sind die unkorrigierten Achsenverschiebungen. Bei der vorwiegenden Verschiebung des Schaftbruches in einen zur Streckseite offenen Winkel bedeutet das Mangel an Beugefähigkeit des gebrochenen Fingers. Der Faustschluß wird unvollständig. Der schlecht geheilte Finger steht vor beim Faustschluß. Auch bei unverschobenen Gelenkknochenbrüchen sind Versteifungen des benachbarten Gelenks häufig. Mehr Sorgfalt in der Behandlung würde den Ausgang in vielen Fällen bessern.

21. Verrenkungen an den Fingern.

Am häufigsten finden sich Verrenkungen am Daumen. Ihre typische Form ist die Verrenkung im Grundgelenk nach rückwärts. An der Bajonettstellung des Daumens ist sie leicht zu erkennen.

Die Einteilung in die unvollständige, vollständige und komplexe Form gibt zugleich Hinweise auf die Einrenkungsaussicht. Während die Einrenkung der ersten beiden Formen nach der alten Regel der Führung über die Verrenkungsstellung meist leicht gelingt, sind bei der komplexen Form alle Bemühungen, die Einrenkung unblutig herbeizuführen, oft vergeblich. Drehung des luxierten Daumens in der Richtung des Uhrschlüssels kann dabei gute Dienste tun.

Wodurch die Verhakung herbeigeführt wird, das lehrt erst die Freilegung in örtlicher Betäubung. Der Knopflochmechanismus der Kapsel oder der Muskulatur, die Interposition der Kapsel, besonders ihres faserknorpeligen volaren Verstärkungsbandes oder der Sehnen mit ihren Sesambeinen, die sich bei der komplexen Form verdrehen, sind die geläufigen, auch bei freigelegtem Gelenk oft schwer erkennbaren und schwer zu beseitigenden Ursachen.

Derselbe Verhakungsmechanismus kann sich an den Grundgelenken der dreigliedrigen Finger einstellen.

Die Verrenkungen der Grundgelenke in anderen Richtungen, sowie die Verrenkungen der übrigen Fingergelenke (s. Abb. 14 a

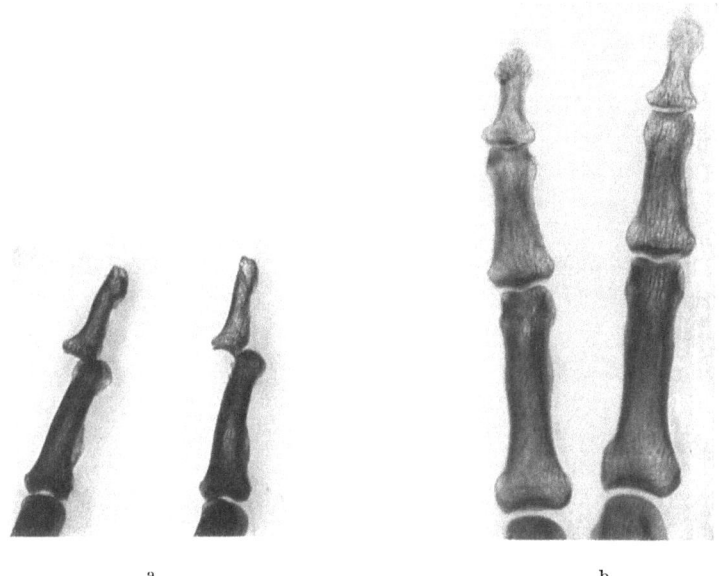

Abb. 14. Verrenkung der Handglieder des 3. und 4. Fingers l. a stirnrecht. b pfeilrecht. — In *pfeilrechter Sicht ist die Verrenkung nicht zu erkennen!* Die Atrophie in pfeilrechter Sicht zeigt die veraltete Verrenkung an.

und b) lassen sich meist recht einfach einrenken. Auf örtliche Betäubung soll in Hinsicht auf die allgemeine und die örtliche Schonung nie verzichtet werden.

22. Knochenbrüche der Mittelhand.

Im Vergleich zu den Fingern werden die Knochen der Mittelhand selten gebrochen; im Vergleich zur Handwurzel brechen sie häufiger. Auf einen Mittelhandknochenbruch kommen etwa 2,5 Brüche der Finger und etwas mehr als 0,5 Brüche der Handwurzel.

Nach der anatomischen Anordnung stehen den Schaftbrüchen die Brüche der Gelenkenden gegenüber. Bei den recht seltenen Längsbrüchen können Schaft und Epiphysen beteiligt sein.

Entsprechend der oberflächlichen Lage der Mittelhandknochen unter der Dorsalfaszie sind offene Mittelhandknochenbrüche häufig.

Bei den Brüchen der Mittelhandknochen fällt eine ausgesprochene Regelmäßigkeit auf. Während an den meisten anderen Knochen gewiß auch typische Brüche nicht selten sind, aber Übergänge und unregelmäßige Formen sie mindestens ebenso zahlreich beleben, findet sich an den Mittelhandknochen eine gewisse Starrheit des Typs, so daß nur wenige Brüche vorkommen, die sich nicht einer der zu beschreibenden Gruppen einreihen lassen. Die ungezwungene Erklärung dafür gibt die eigentümliche parallele gitterartige Anordnung und gegenseitige Schirmung der Mittelhandknochen — wie Zähne eines Kammes „Pecten manus" der alten Anatomen —, die nur eine beschränkte Anzahl von Reaktionen auf äußere Gewalteinwirkungen zuläßt.

Vor allem kehren drei Typen von Brüchen an der Mittelhand immer wieder. 1. Quer- und Schrägbrüche des Schaftes einschließlich der mehrfachen Brüche. Quer- und Schrägbrüche nehmen fast zwei Drittel der Mittelhandknochenbrüche an; 2. Brüche der Basis des 1. Mittelhandknochens, etwa ein Fünftel, von denen eine bestimmte häufige Modifikation, mehr als die Hälfte der Basisbrüche, nach BENNET benannt ist; 3. die Abbrüche des Köpfchens des 5. Mittelhandknochens, etwa ein Zehntel der Mittelhandknochenbrüche.

Eine weitere Folge der orgelpfeifenähnlichen Anordnung der Mittelhandknochen ist die Häufigkeit des gleichzeitigen Bruches mehrerer Mittelhandknochen; etwa 15% der Mittelhandknochenbrüche sind mehrfach; und zwar brechen häufiger mehr als zwei Mittelhandknochen, so daß im Durchschnitt beim mehrfachen Bruch 2,5 Knochen gebrochen sind.

Bei diesen mehrfachen Brüchen herrscht die radiale Handseite vor, so daß an recht vielen Brüchen der 2. und 3. Mittelhandknochen beteiligt sind. Ganz zurück tritt bei mehrfachen Brüchen der für sich arbeitende Daumen-Mittelhandknochen. Nicht gar so selten bricht die ganze Reihe der fest miteinander vereinigten vier letzten Mittelhandknochen. In anderen Fällen — bei seitlicher Beanspruchung der Hand — brechen der 2. und 5. Mittelhandknochen.

Die Bruchlinien der mehrfachen Brüche liegen oft in gleicher Höhe und sind meist einander ähnlich, doch wird auch ein Wechsel der Höhe und des Charakters der Bruchlinien beobachtet.

Dislokationen sind bei mehrfachen Brüchen nicht häufig, kommen aber, besonders bei den schweren Verletzungen durch direkte Gewalt, naturgemäß vor.

Als dritte Folge der anatomischen Anordnung zeigt sich das Zurücktreten isolierter Brüche des 3. Mittelhandknochens.

Ich finde den Kleinfingerhandknochen am meisten gebrochen. Ihm folgt in nahem Abstand der Daumen-Mittelhandknochen. Lasse ich die mehrfachen Brüche beiseite, so ergibt mein Material dank der Häufigkeit der Basisbrüche am ersten Mittelhandknochen die höchste Zahl für den 1. Metacarpus. Bleiben auch die Basisbrüche noch weg, dann überwiegen bei weitem der 4. und 5. Metacarpus.

Schaftbrüche der Mittelhandknochen.

Unter 100 Brüchen der Mittelhandknochen meiner Beobachtung fanden sich 24 isolierte Schaftbrüche, bei denen eine starke Beteiligung des Ringfinger-Mittelhandknochens auffällt.

Die mehrfachen Brüche sind fast ausschließlich Schaftbrüche. Bei ihnen verschiebt sich die Beteiligung nach der radialen Seite. Den noch zahlreich befallenen 4. Mittelhandknochen übertrifft der 3., der bei den isolierten Schaftbrüchen stark zurücktritt (s. später).

Für die Schaftbrüche ist in den meisten Fällen direkte Gewalteinwirkung verantwortlich. Meist sind es Quetschungen bei den werktätigen Handhabungen des täglichen Lebens: Stoß, Schlag von eigener oder anderer Seite, Fall von Gegenständen auf die Hand oder Maschinenverletzungen. Schlag oder Stoß beim Sport oder Streit ist eine nicht seltene Ursache. BRUNS gibt ihnen den Namen „Quetschungsbrüche", eine Bezeichnung, die schon ihre Komplikation mit offenen Verletzungen anzeigt.

Weit seltener sind die an sich weniger häufigen indirekten Mittelhandknochenbrüche kompliziert. Die offene Verletzung kann die in nicht so spärlichen Fällen schwierige Frage, ob ein direkter oder indirekter Bruch vorliegt, zugunsten des direkten entscheiden.

Bei weitem am häufigsten verläuft die Bruchfläche quer oder in leicht schräger Richtung. Von der auch im Röntgenbild nur schwer erkennbaren Fissur bis zum breiten Klaffen werden alle Grade beobachtet. Die Bruchfläche des Querbruchs ist häufig glatt, zeigt keine Splitterung, kann aber auch ausgesprochene Splitter und besonders randständige Zacken führen. Einzelne

Bruchlinien und Fissuren können sich weit in den Knochen erstrecken. Die Bruchfläche des Schrägbruches kann in jeder Richtung verlaufen. Verschiebungen können fehlen, sind jedoch häufig vorhanden, ja, erreichen besonders an dem freistehenden 1., 2. und 5. Mittelhandknochen nicht selten hohe Grade. Es besteht die Neigung zur Achsenverschiebung, so daß die Bruchstücke einen zur Beugeseite offenen stumpfen Winkel bilden. Die Bruchstelle ragt zum Handrücken hin vor. Seitliche Verschiebung ist meist mit Verkürzung verbunden, die im Laufe der Verheilung noch zunimmt und zu scheinbarer Fingerverkürzung führt, so daß sich die Längenreihenfolge der Finger ändert. Trümmerbrüche kommen vor, sind jedoch nicht häufig.

Der ausgesprochene Schrägbruch zieht sich über ein Drittel oder die Hälfte bis Dreiviertel des Knochens hin. Die Bruchebene liegt meist sagittal. Am 4. Mittelhandknochen, an dem dieser Bruch häufig ist, verläuft die Bruchfläche fast stets von proximal ulnar nach distal radial, so daß ein bestimmter Typus dieses Bruches zustande kommt.

Auch bei den übrigen Schrägbrüchen mit Ausnahme der Schrägbrüche des 5. Mittelhandknochens liegt diese Bruchrichtung vor, so daß die basale Spitze bei allen diesen Brüchen der radialen Seite angehört. Nur bei den Brüchen des 5. Mittelhandknochens liegt sie ulnar an der freien Seite dieses Knochens.

Mehrfache Bruchlinien und Fissuren werden beobachtet. Die Ausläufer der Bruchstücke sind oft sehr spitz. Wesentliche Verschiebungen sind selten, kommen jedoch, besonders im Sinne seitlicher Verschiebungen vorzüglich am 2. und 5. Mittelhandknochen vor.

Vielfach zeigt der ausgesprochene Schrägbruch, besonders in seinen letzten Ausläufern, eine nicht zu verkennende Spirallinie.

Recht selten sind längs verlaufende Bruchlinien, als deren Ursache Stauchungswirkung in Betracht kommt.

Bruchzeichen.

Örtlicher Druckschmerz ist leicht festzustellen, da die Anordnung der Knochen gestattet, sie von zwei Seiten zu tasten. Mittels des zugehörigen Fingers läßt sich der Metakarpalknochen auf Stoß und Zug beanspruchen. Stoß- und Zugschmerz sind brauchbare Bruchzeichen. Spontane Verkürzung des zugehörigen Fingers beweist eine Verschiebung der Bruchstücke zur Seite. Trotz der Schwellung ist in manchen Fällen auch Dislokation zu tasten. Crepitation wird manchmal erst nach Anziehen des entsprechenden Fingers gefühlt. Bluterguß kommt oft auf dem Handrücken nach kurzer Zeit zum Vorschein.

Der Bruch ist zunächst oft wenig schmerzhaft. Boxer mit frisch erworbenem Mittelhandbruch setzen ihren Sport ruhig fort. Schwellung und eine gewisse lähmende Schwäche können zunächst die einzigen Bruchzeichen sein, die den Verletzten oft erst nach längerer Zeit durch ihre Hartnäckigkeit zum Arzt führen.

Querbrüche, besonders an der Grenze des Schaftes und der unteren Epiphyse weisen zum Teil nur eine feine Fissur auf, die nur auf guten Röntgenbildern zu sehen ist.

Auch bei unverschobenen Längsbrüchen sind die Bruchzeichen oft gering. Das Röntgenbild deckt nicht jede Fissur auf. Die periostitische Verdickung nach 4 Wochen kann das erste Bruchzeichen abgeben.

Epiphysenlösungen sind auch im Röntgenbild nicht immer sicher zu erkennen, besonders wenn der Hauptstrahl die Epiphysenfläche winklig schneidet. Erst die Folgeerscheinungen nach Verlauf mehrerer Wochen sichern die Diagnose.

Zur Technik des Röntgenbildes empfiehlt ALBERS-SCHÖNBERG, die Hand mit leicht gespreizten Fingern mittels einer Gummibinde von den Fingerspitzen bis zum Handgelenk der Kassette aufzuwickeln. Verhindern Schmerz und Schwellung das völlig flache Aufwickeln, so wird die Hand mit dem Rücken auf den Film gelegt. In dieser Stellung sind die Metakarpen der Platte näher. Die Röhre muß so eingestellt werden, daß das vom Fokus gefällte Lot die Mitte des 3. Mittelhandknochens trifft. Andere Einstellungen verschieben die Mittelhandknochen und projizieren ihre Konturen übereinander.

Behandlung der Schaftbrüche.

Bei Mittelhandknochenbrüchen ohne Verschiebung besteht die einzige Behandlung in dreiwöchiger Schonung, zu deren Durchführung sich die Anlegung eines Tragetuches und eines gepolsterten Stärkeverbandes unter Freilassung der Finger empfiehlt. Es folgen Massage, Bewegungen, hyperämisierende Behandlung und nach einer weiteren Woche Gebrauch der verletzten Hand im täglichen Leben.

Schulter- und Ellenbogengelenk müssen wärend der Feststellung regelmäßig geübt werden.

Viel schwieriger ist die Verschiebung der Bruchstücke zu bekämpfen. Die mittels Zug am Finger auf das periphere Bruchstück wirkende Extension wird zweckmäßig durch seitlichen Druck unmittelbar auf das dislozierte Bruchstück unterstützt.

Dem Verband geht Ausgleich der Verkürzung und der Winkelstellung durch Zug am Finger und Druck am Handrücken auf den verschobenen Knochen in örtlicher Betäubung voraus.

Als Zugverband hat sich der bei den Fingerbrüchen besprochene feste Verband auf der BÖHLERschen Schiene bewährt. Die Technik der Anlegung ist bei der Behandlung des verschobenen Fingerbruchs beschrieben (S. 49). Das Fingergrundgelenk bleibt dabei in Streckstellung. Die dorsale Gipsschiene wird dem Handrücken gut angeschmiegt. Ein kleines weiches Druckpolster, das den Druck von der Längsschiene auf die nach dorsal vorspringenden Knochenenden unter vorsichtiger Aussparung des vorstehenden Winkelscheitels überträgt, unterstützt die die Einrichtung erhaltende Wirkung des Längszuges. Auch seitliche Verschiebungen lassen sich durch Zug am Finger einrichten. Kleine Schienen,

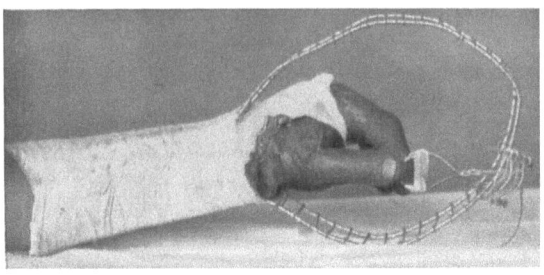

Abb. 15. Offener Bruch des ersten Mittelhandknochens. Der Zug wird mit einem rostfreien Stahldraht an der Daumenkuppe ausgeübt. Über der Hand ist eine CRAMER-Schiene befestigt, um die Haut bei offener Wundbehandlung vor der (Berührung der Decke zu schützen. Aus BÖHLER, Knochenbruchbehandlung.)

etwa von Bleistiftdicke, mit Draingummi ohne Löcher überzogen, tragen, auf dem Handrücken in die Zwischenräume zwischen den Mittelhandknochen gelegt, dazu bei, die Einrichtungsstellung zu erhalten.

Schwierig ist die Erhaltung der Einrichtungsstellung am 1. und 2., sowie am 5. Mittelhandknochen. Besonders bei offenen Brüchen muß der distale Ausgangspunkt des Zuges an einen Leiterschienenbogen mit seitlicher Ausladung je nach der Verschiebung verlegt werden (s. Abb. 15). Tritt trotz gutsitzenden Zugverbandes auf BÖHLERscher Schiene oder mittels Leiterschiene die Verschiebung immer wieder ein, so kann die Knochennaht die letzte Zuflucht bilden.

Ausgang der Schaftbrüche.

Pseudoarthrosenbildung ist selten. Auch verzögerte Heilung wird spärlich beobachtet.

Heilung mit wesentlicher Verschiebung läßt sich wegen der leichten Zugänglichkeit der Knochen meist vermeiden. Geringe Verschiebungen indes sind nicht immer zu umgehen. Selbst wenn ein Schaftbruch des Mittelhandknochens mit Verschiebung heilt, sind die Folgen für die spätere Gebrauchsfähigkeit oft gering, so daß Dauerrenten bei komplikationslosem Verlauf nicht erforderlich werden. Ausgedehnte Eiterungen sind imstande, schwere Funktionsstörungen zu hinterlassen, bei denen die unmittelbaren Folgen des Knochenbruchs im Hintergrund bleiben.

Der Callus kann besonders bei Verschiebung der Bruchenden durch Druck auf die im Interkarpalraum gelegenen Nerven Gefühlsstörungen an den Fingern hervorrufen, die als Kribbeln oder Ameisenlaufen, auch als Kältegefühl bezeichnet werden.

An indirekten Folgen werden besonders Bewegungseinschränkungen in den Fingergelenken, vorzüglich in den Grundgelenken, beobachtet. Meist handelt es sich um Gelenkversteifungen, doch können auch bei köpfchennahen Schaftbrüchen mechanische Hindernisse und, besonders bei direkten Brüchen, auch Sehnenverwachsungen mit dem Knochencallus die Bewegung hemmen.

Längere medikomechanische Nachbehandlung kann erforderlich werden. Die Zusammenwicklung der Faust über einen Bindenkopf mittels einer Gummibinde oder Idealbinde mehrmals täglich so lange wie möglich durchgeführt, ist ein wirksames Hilfsverfahren zur Lockerung versteifter Finger.

Epiphysenbrüche der Mittelhandknochen.
Der Köpfchenbruch.

Von Köpfchenbrüchen werden im wesentlichen betroffen außer dem 1. Mittelhandknochen nur die beiden Eckpfeiler des Gitterwerks, das die Mittelhandknochen bilden; und zwar wird die Kleinfingerseite, die völlig frei liegt, wesentlich häufiger betroffen als die Zeigefingerseite, die durch den radial vorgelagerten Daumen in gewissem Umfange geschützt ist. Der typische Bruch des 5. Mittelhandknochens ist der Bruch des Köpfchens, des 1. Mittelhandknochens der Bruch der Basis.

Der Sitz des Bruches am 5. Mittelhandknochen entspricht bei jüngeren Individuen oft der Epiphysenlinie, die an den Fingern nahezu in Höhe der größten Breite des Köpfchens verläuft. Bei älteren rückt er häufig etwas mehr zum Schaft hin, so daß er fast

2 cm (Querfingerbreite) vom Gelenk entfernt ist. Die glatte oder ausgesprochen zackige Bruchlinie verläuft meist quer oder selten schräg, proximalradial distalulnarwärts. In einigen Fällen entsteht der Eindruck einer Einkeilung, als ob der härtere Schaft sich in den weichen Kopf gebohrt hätte. Es kann reichliche Splitterung erfolgen, an der sich auch das Köpfchen beteiligen kann, so daß das Gelenk in Mitleidenschaft gezogen wird.

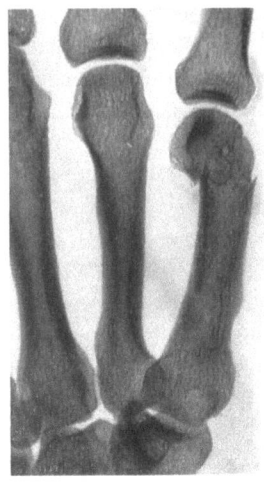 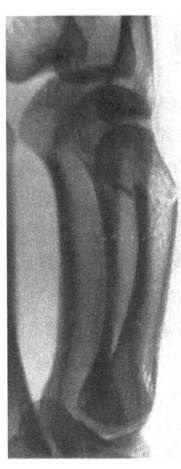

a   b
Abb. 16. Abbruch des Köpfchens des 5. Mittelhandknochens mit typischer Verschiebung. a pfeilrecht, b stirnrecht gesehen. 33jähriger Arbeiter.

Jede Verschiebung kann fehlen. Doch wird am 5. Mittelhandknochen meist eine ausgesprochene Achsenverschiebung beobachtet. Die Längsachse des Köpfchens bildet mit der Achse der Diaphyse einen nach volar-radialwärts offenen stumpfen Winkel (s. Abb. 16 a und b). Die Abweichung kann mit einer am Lebenden meist kaum meßbaren, scheinbaren Verkürzung des kleinen Fingers verbunden sein. Ausgesprochener ist die Verkürzung in den seltenen Fällen, in denen sich auch eine Seitenverschiebung (peripheres Bruchstück volar-radialwärts) hinzugesellt oder in denen die seitliche Verschiebung das Feld beherrscht.

Das Köpfchen des Zeigefingermittelhandknochens an der anderen Seite des Gitterwerks bricht erheblich seltener. Seine Dislokationsneigung entspricht der Kleinfingerseite (Abb. 17).

Es wiederholt sich stets dasselbe Dislokationsprinzip — das auf den Bau der menschlichen Hand als Greiforgan und seine überragend kräftige Beugemuskulatur zurückgeht — der Knickung an der Bruchstelle dorsalwärts, so daß die Bruchstücke einen volarwärts offenen Winkel bilden (umgekehrt wie am Finger).

Klinisch ist der starke Druckschmerz über dem Bruch mit Schwellung, Bluterguß und Funktionsbehinderung in dem entsprechenden Fingergrundgelenk verbunden.

Aussprengungen aus dem Köpfchen können zu freien Körpern im Gelenk führen.

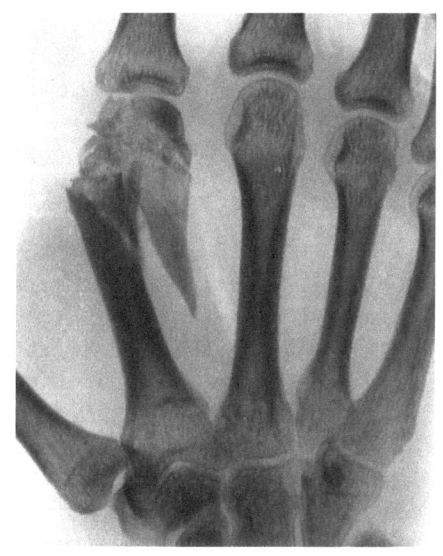

Abb. 17. Bruch des Köpfchens des Zeigefingermittelhandknochens mit typischer Verschiebung. 17jähriger Arbeiter.

Die *Diagnose* ist durch örtlichen Schmerz, Schwellung und Bluterguß als Wahrscheinlichkeitsdiagnose, wenn Crepitation vorhanden, mit größerer Sicherheit zu stellen. Die Tastung des Mittelhandköpfchens unter der Grundgliedbasis schließt Luxation des Fingers im Grundgelenk aus. Die Verkürzung kann kaum nachweisbar sein, ist in anderen Fällen ausgeprägt. Röntgenbild in zwei Richtungen!

Die Behandlung des Köpfchenbruches besteht, wenn keine Verschiebung vorhanden ist, in Ruhigstellung von 2 bis 3 Wochen, der — zunächst aktive — Bewegungen und Massage folgen. Bei Verschiebung ist Extension durch etwa 14 Tage bis zur genügenden Festigung erforderlich. Das Extensionsverfahren wurde eben besprochen. Die Extension kann unterstützt werden durch seitlichen Druck mittels Polster, die durch Heftpflaster oder Bindentouren befestigt sind. Der Druck trifft je nach der Verschiebung das proximale oder distale Bruchstück, oder beide.

Blutige Behandlung wird selten erforderlich. Am ersten kommt Nagelung oder Naht mittels Catgut, Seide oder Draht bei hartnäckigen, schweren Verschiebungen in Betracht.

Der Ausgang des Capitulumbruches ist bei der Nähe des Fingergrundgelenks nicht immer günstig. Besonders bei Verschiebungen und offenen Brüchen können hochgradige Bewegungseinschränkungen im Fingergrundgelenk zurückbleiben, die zunächst eine Arbeitseinschränkung von 10—20% zur Folge haben, nach Gewöhnung meist eine Entschädigung nicht mehr bedingen.

Der Basisbruch

ist der typische Bruch des 1. Mittelhandknochens. Isolierte Schaft- oder Köpfchenbrüche kommen am 1. Mittelhandknochen seltener vor.

Die Basisbrüche des 1. Mittelhandknochens entstehen durch Längstauchung oder durch die Längskomponenten schräg einwirkender Kräfte. Hautabschürfungen und sonstige Verletzungsspuren finden sich am häufigsten über der Streckseite des Daumenmittel- oder Grundgelenks. Fall auf die Hand bei gebeugtem Daumen oder in Längsrichtung gegenstoßendem gestrecktem Daumen ist die wesentlichste Gelegenheitsursache. Sturz vom Wagen, Rade, Straßenbahn, Gerüst, Treppe werden meist angeschuldigt.

Je nach der Spreizstellung des Knochens und nach der Richtung der auftreffenden Gewalt muß die Bruchform verschieden sein. Bei starker *Adduktion* bricht, besonders wenn die Kraft schräg axial volodorsal auftrifft, als Folge der Schubwirkung, unterstützt durch das volare Gelenkband, die volare Lippe der Basis ab. Die Bruchlinie geht schräg in gerader Linie oder gezackt von der Gelenkfläche zur volaren Seite. Die Größe des abgebrochenen dreieckigen, oft auch viereckigen Stückes schwankt in weiten Grenzen von ganz geringen Abrissen bis zum Abbruch nahezu der ganzen Epiphyse, so daß die Bruchlinie kaum mehr ins Gelenk mündet. Jede Verschiebung kann fehlen. Bei weitem häufiger aber ist der Mittelhandknochen von dem abgebrochenen Stück abgespreizt und steht in Subluxationsstellung auf dem dorsalen Gelenkrand des Os multangulum majus (s. Abb. 18). In ausgesprochenen Fällen kann eine Luxation erfolgen, die meist mit der Absprengung eines größeren oder kleineren Stückes der volaren Lippe der Basis verbunden ist. Die Grenze, wann die Luxation beginnt und die Fraktur aufhört, ist gewiß willkürlich, unterliegt jedoch im allgemeinen wohl gleichmäßiger Beurteilung.

Diese häufigste Bruchform der Daumen-Mittelhandknochenbasis trägt nach ihrem Entdecker den Namen BENNETsche Fraktur und ist unter diesem Namen in der Literatur vielfach beschrieben.

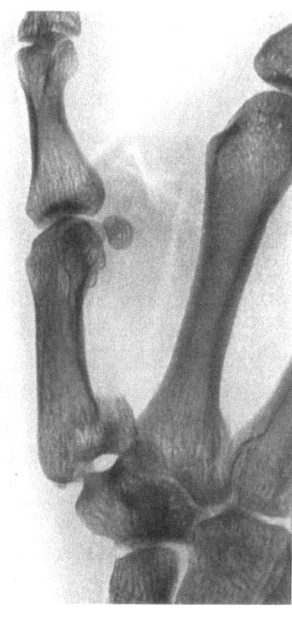

Abb. 18. BENNET-Bruch mit typischer Verschiebung. 32jähriger Arbeiter.

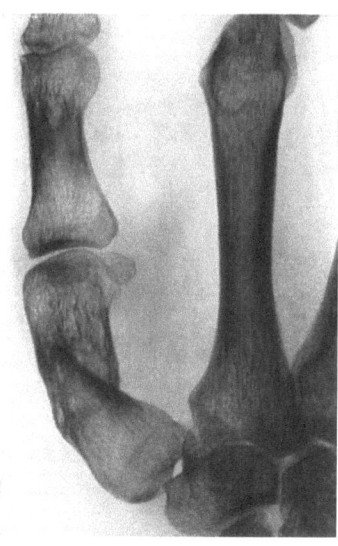

Abb. 19. Schaftbruch im 1. Mittelhandknochen mit für die Mittelhand typischer Verschiebung. Seltener Bruch. 32jähriger Arbeiter.

In anderen selteneren Fällen wird die Gelenkfläche von der schräg verlaufenden Bruchlinie nicht mehr erreicht. Die Bruchlinie läuft meist auch hier mit der an der Mittelhand immer wieder beobachteten Einförmigkeit der BENNET-Linie parallel. Ebenso oft werden glatte oder leicht gezackte Querbrüche beobachtet in geringerer oder größerer Entfernung von der Gelenklinie. Jede Verschiebung kann fehlen. Die Basis kann zertrümmern. Es kann eine Einkeilung der Diaphyse in die weichere Epiphyse erfolgen. In anderen Fällen entsteht eine winklige Abknickung, die mit der

Spitze dorsalwärts vorspringt. Die Bruchlinie kann sich weiter etwas von der Basisgelenkfläche entfernen, so daß der Bruch den Schaftbrüchen eingereiht werden könnte.

Isolierte Brüche des Schaftes habe ich am 1. Mittelhandknochen, abgesehen von diesen Brüchen in unmittelbarer Nachbarschaft der Epiphyse, außer bei mehrfachen Brüchen selten gesehen. Die Dislokationsneigung des Daumens ist so feststehend, daß auch dieser Schaftbruch dieselbe Winkelabweichung und dieselbe Dislokation des distalen Fragments nach dorsalwärts zeigt (s. Abb. 19).

Auch Epiphysenlösungen im Sinne des BENNETschen Bruches kommen vor (s. Abb. 20).

Als Komplikation kommen in seltenen Fällen Absprengungen am Multangulum majus vor.

Klinisch zeigt sich außer Schmerz und Schwellung über dem 1. Metakarpalgelenk eine ausgesprochene Funktionsstörung, die eine meist völlige Aufhebung der Opposition und Abspreizung bedingt. Dabei kann die Beweglichkeit im Daumen völlig erhalten sein. Bei Verschiebung der Bruchstücke ist der Daumen um 0,5 bis 1 cm verkürzt. In solchen Fällen ist der normale Knochenvorsprung, der die Schnupfgrube peripherwärts begrenzt, abnorm stark vorgewölbt. Dieser Vorsprung kann dem dorsalen Prozessus der Basis des 1. Mittelhandknochens angehören oder dem Scheitel einer wirklichen Abknickung des 1. Mittelhandknochens an der Epiphyse oder Metaphyse darstellen. Krepitation wird nur selten vermißt.

Diagnose des Basisbruches am 1. Mittelhandknochen.

I. Örtlicher Druckschmerz leicht erzielbar.
II. Schwellung und Bluterguß frühzeitig.
III. Funktionsstörung besonders in der Opposition.
IV. Daumenverkürzung um 0,5—1 cm bei Verschiebung.
V. Leicht tastbarer, abnorm sich vorwölbender Knochenvorsprung an der peripheren Grenze der Schnupfgrube. Vergleich mit der anderen Seite!
VI. Abnorme Beweglichkeit des 1. Metakarpus nicht immer ausgeprägt.
VII. Crepitation beim Anziehen des Daumens und bei seitlicher Bewegung fast stets vorhanden. Kann jedoch fehlen bei Fissur ohne Verschiebung.

Bei den

Basisbrüchen der übrigen Mittelhandknochen
liegen gänzlich andersartige Gelenkverhältnisse vor. Teilabbrüche
der Basis, wie bei dem nach BENNET benannten Bruch, sind bei
ihnen daher nicht ohne weiteres anatomisch bedingt. Brüche an
der Basis des 2. bis 5. Mittelhandknochens zeigen meist quer verlaufende, leicht zackige unregelmäßige Bruchlinien oderhalb der

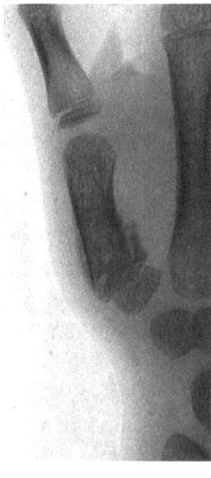
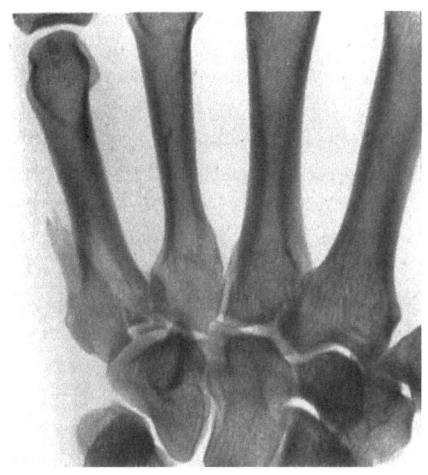

Abb. 20. Epiphysen-
lösung am Daumen-
Mittelhandknochen mit
Andeutung der typi-
schen Verschiebung.
10jähriger Junge.

Abb. 21. Teilabbruch an der Basis des
5. Mittelhandknochens; übermäßiger
Zug einer um die Hand geschlungenen
Leine. 32jähriger Arbeiter.

Basis ohne jede Verschiebung. Teilabbrüche kommen am ersten
an der Basis des 5. Mittelhandknochens vor (s. Abb. 21).

An der Basis des 2. und 3. Mittelhandknochens findet sich
nicht selten nach Stauchung und Quetschung eine *sehr hart-
näckige, langdauernde, schmerzhafte Verdickung.* Am Handrücken
ist sie leicht zu erkennen. Im Röntgenbild finden sich meist
keine Veränderungen. Mit Wahrscheinlichkeit liegen ihr Trabakel-
brüche der Basis zugrunde. Die Behandlung des Leidens, das die
Hand lange zu anstrengender Betätigung unfähig macht, vermag
wenig auszurichten.

zur Verth, Behandlung.

Behandlung des Basisbruches des 1. Mittelhandknochens.

Wenn keine Verschiebung vorhanden ist, ist jeder Verband überflüssig. Es mag zur Schonung bis zum Aussetzen der Schmerzhaftigkeit für zwei Wochen ein einfacher Polsterverband getragen werden. Einige Tage der Schonung folgen. Nach 3 Wochen beginnt Gebrauch zu den täglichen Verrichtungen des Lebens.

Bei Verschiebungen bedarf im wesentlichen die Luxation der Behandlung. Winkelstellung und Verkürzung müssen ausgeglichen werden. Das proximale Bruchstück oder bei Gelenkbrüchen das abgesplitterte Stück der Epiphyse steht in Spreizstellung des Daumens, das distale in Adduktionsstellung. Heilt der Bruch in dieser winkligen Stellung ohne Korrektur, so wird die Abspreizung behindert. Es ist daher beim verschobenen BENNET-Bruch notwendig, das beeinflußbare periphere Bruchstück *stärkstens abgespreizt* zu verbinden und gleichzeitig einen Seitendruck auf die dorsal vorspringende Bruchstelle auszuüben. Eine gut anmodellierte, am Handende zur Fassung des Daumens 20 cm breit gelegte dorsale Gipsschiene mit einer eingepreßten Mulde entsprechend der Bruchstelle, bei Zug am Daumen unter gleichzeitiger Abspreizung angelegt, gibt bei leichter Verschiebung eine genügende Korrekturstellung und ausreichenden Seitendruck. Auch ein Wattepolster auf den Scheitelpunkt des Verschiebungswinkels, also dorso-radial über dem Bruch angelegt und mittels eines rings um die Handwurzel angeklebten Heftpflasterstreifens befestigt, kann den Seitendruck sichern (s. Abb. 22).

Bei schwerer oder rebellischer Verschiebung ist gleichzeitig Extension erforderlich. Ein genügend wirksamer Zug am Daumen ist nur zu erzielen von einem festen Punkt aus, der in der Längsachse des Daumens mittels Fingerschiene, Leiterschiene oder Bügelapparates gewonnen wird (vgl. Abb. 15). Als Zug empfiehlt sich ein nicht zu straff gespannter Gummizug oder eine elastische Spiralfeder. Zum Ausgleich der Verschiebung wird die Extension durch seitlichen Druck von der Streckseite wirksam unterstützt.

Die wesentliche Zeit für Extension und Korrektur liegt in der zweiten Hälfte der 1., sowie in der 2. Woche. Es empfiehlt sich daher, den Extensionsverband nach Sicherung der Diagnose durch Röntgenstrahlen anzulegen, und ihn 2 bis 3 Wochen unter stetiger Kontrolle und gegebenenfalls Erneuerung tragen zu lassen.

Operationsbehandlung ist recht selten notwendig. Heilt das abgesprengte Basisstück nicht an, so kann seine Exstirpation erforderlich werden. Bleiben erhebliche Bewegungseinschränkungen bestehen, so drängt die funktionelle Wichtigkeit des Gelenks bei seiner oberflächlichen Lage zur Gelenkplastik. Allerdings ist sie beim rentenberechtigten Unfallverletzten nur selten erfolgreich.

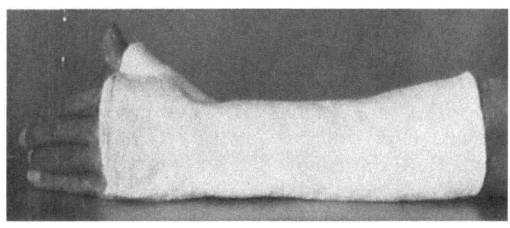

Abb. 22. Bruch an der Basis des 1. Mittelhandknochens. Dorsale Gipsschiene mit Delle am Ort des Verrenkungsbruches. Hand in leichter Überstreckung. (Nach BÖHLER.)

Der Ausgang des Basisbruches am 1. Mittelhandknochen
ist nicht so harmlos wie der des Schaftbruches. Pseudarthrotische Ausgänge sind selten. Doch lassen sich oft die letzten Reste der Dislokation nur schwer beseitigen. Bei schlechter Extensionstechnik ist Heilung in Dislokationsstellung die Regel. Trotzdem ist das funktionelle Ergebnis meist einigermaßen gut. Die letzten Grade der Bewegungen, die nicht so selten ausfallen, sind eben für die Funktion im allgemeinen nicht von schwerwiegender Bedeutung.

Eiterungen indes und bleibende ausgiebige Dislokation können schwere Funktionsstörungen mit dauerndem Schaden setzen, so daß auch hier bis zur Gewöhnung, in seltenen Fällen dauernd Renten von 10 bis 20% erforderlich werden.

Besonders stumpfe Quetschungen, aber auch blutige Verletzungen können ein eigentümliches Leiden hervorrufen, das unter dem Namen
chronisches Handrückenödem
bekannt ist. Die Voraussetzung für seine Entstehung ist neben der Gewalteinwirkung ein labiles vegetatives Nervensystem. Die typische Zeichnung des Handrückens wird durch ein derbes, blaurot gefärbtes Ödem ersetzt. Die Hand wird gegen äußere Reize, besonders gegen

Kälte, äußerst empfindlich. Fingerbewegungen und Faustschluß werden schmerzhaft und mühsam, um schließlich ganz auszufallen. Es scheint, als wenn das harte chronische Handrückenödem in einer gewissen Anzahl von Fällen auf künstlicher Reizung des Handrückens beruht. In solchen Fällen sah man Besserung im Gipsverband. Konservative *Behandlungsmaßnahmen*, besonders Massage, pflegen zu versagen. Der Versuch der Sympathicusoperation, besonders der Exstirpation der Halsganglien, ist bei dem trostlosen Leiden berechtigt.

23. Handwurzelbrüche.

Die Handwurzel ist am seltensten im Bereiche der Hand Sitz eines Knochenbruches.

Auf einen Handwurzelbruch kommen fast zwei Mittelhandknochenbrüche und vier bis fünf Fingerbrüche.

Die *Entstehung* der Handwurzelverletzungen geht vielfach auf sehr große Krafteinwirkungen zurück. Dem Fall auf den Erdboden folgt der Radiusbruch, dem Sturz vom Rade, vom Gerüst oder bei Schwüngen vom Reck die Handwurzelverletzung.

Brüche der Handwurzel infolge *direkter* Gewalt sind bei der versteckten Lage und der morphologischen Gestaltung selten. Die *indirekte* Beanspruchung wiederholt die Art der Krafteinwirkung mit geringen Abweichungen fast stets in ähnlicher Art. Der Druck wird vermittelt durch den 2., 3., seltener den 4. und noch seltener den 5. Mittelhandknochen. Er wird durch die Handwurzel übertragen auf den Unterarm. Ein wesentlicher Teil des Druckes erfolgt in allen Fällen im Sinne der Stauchung.

Im Einklang mit der Entstehung werden männliche Hände ungleich häufiger betroffen als weibliche.

Das Verständnis der Handwurzelverletzungen wird vermittelt durch einfache funktionelle Vorstellungen, zu denen anatomische und radiologische Arbeiten zwangsmäßig geführt haben. Sie setzen sich über Einzelheiten im Belange leichter Vorstellbarkeit und größerer Einfachheit hinweg, stimmen aber mit den anatomischen und physiologischen Tatsachen hinreichend genau und mit der Verletzungspathologie so ausgiebig überein, daß ihre Darstellung als grundlegend der Erörterung der Verletzungspathologie vorausgeschickt werden muß.

1. Die distale Handwurzelreihe ist durch kurze und straffe Flächenbänder und Binnenbänder so fest mit den Mittelhandknochen und unter sich verbunden, daß sie praktisch als mit der Hand zu einem Block gehörig angesehen werden kann.

2. Dieser Block (Hand plus distale Handwurzelreihe) zeigt eine, einer Kugel ähnliche proximale Gelenkfläche. Sie wird gebildet vom Kopf des Capitatum und Körper des Hamatum.

3. Dem Kugelgelenk des Handblocks gegenüber steht die im wesentlichen vom distalen Speichenende gebildete elliptische Gelenkpfanne (Eigelenk). An ihrer Bildung nehmen an der Ellenseite teil der Discus articularis und ein Teil des Ligamentum collaterale ulnare. Die eigentliche Strebe zwischen dem Handblock und dem Oberarm ist indes die Speiche. Ihr Köpfchen stemmt sich im Ellenbogengelenk gegen das Capitulum humeri, wie ihr distales Ende am Handblock den Stauchungswiderstand leistet.

Die Elle reicht am Handgelenk in den meisten Fällen etwa 0,25 bis 0,5 cm weniger distalwärts, als die Speiche. Zwischen Elle und Karpalia ist der Diskus gelagert, der an seinen Rändern 0,5 cm dick ist. Der Abstand der Elle von der Handwurzel bleibt auch bei der Randbewegung der Hand zur Ellenseite größtenteils erhalten und vergrößert sich noch bei der Randführung speichenwärts.

4. Zwischengelagert zwischen die Kugel des Handblocks und die Pfanne des Unterarms sind als Puffer, als knöcherner Meniscus, im wesentlichen Kahnbein und Mondbein. Der dritte Knochen der proximalen Handwurzelreihe, das Dreiecksbein, liegt dem Discus articularis und dem Ligamentum collaterale ulnare gegenüber, kommt also für die Strebefestigkeit nur bei besonderen Handstellungen in Betracht.

Die distale, mit breiter Fläche aneinandergrenzende Reihe der Mittelhandknochen ist mit ihrer größten Länge in der Längsachse des Unterarms, also in der Streberichtung, angeordnet. Kahnbein und Mondbein aber sind mit ihrer Fläche, also mit ihrer größten Längenausdehnung, fast schalenförmig dem Kopf des Handblocks vorgelagert. Beanspruchungen im Sinne der Stauchung treffen also ihre Fläche. Nach mechanischen Gesetzen brechen die schalenförmig quer vorgelagerten Puffer eher als die Streben, zwischen denen sie den Druck vermitteln.

Die proximale Handwurzelreihe stellt nicht wie die distale ein einheitliches queres Gebilde dar. Die einzelnen Bestandteile der proximalen Karpalia berühren sich zum Teil (besonders Kahnbein und Mondbein) nur mit schmaler Fläche und sind gegeneinander hochgradig beweglich.

Bei Mittelstellung der Hand ist das über die Fläche gebogene Kahnbein zum Teil zwischen Kapitatumkopf und radialem Teil der Speichengelenkfläche zwischengelagert, zum Teil ragt es frei über den Speichengriffel hinaus. Das mandelförmige Mondbein liegt zwischen Kopf des Kapitatum und Körper des Hamatum einerseits und ulnarem Teil der Speichengelenkfläche übergehend auf den Diskus andererseits.

5. Bei jeder Stauchung des Unterarms sind die zwischen Kopf des Handblocks und Pfanne des Unterarms zwischengelagerten Puffer am ersten gefährdet. Das Kahnbein trifft entsprechend der verschiedenen funktionellen Beanspruchung seiner beiden Teile am ersten der Bruch. Der Querbruch des Kahnbeinkörpers ist die häufigste Verletzung der Handwurzel. Das Mondbein wird am ersten wie ein Kern aus der Zwetsche aus seiner geschützten Lage herausgepreßt. Die perilunäre Luxation der Hand folgt der Häufigkeit nach an zweiter Stelle. Das Dreiecksbein kann nur bei der seltenen ulnaren Seitenbeugung der Hand wesentlich beansprucht werden.

Tatsächlich ist mit der Pathologie des Kahnbeins und Mondbeins der wesentlichste Teil der Handwurzelverletzungen erschöpft. Die Brüche der übrigen Handwurzelknochen sind vielfach Absprengungen, oft allerdings typischer Art. Sie haben schon wegen ihrer Seltenheit vorwiegend kasuistisches Interesse.

Die Erkennung

der Handwurzelknochenbrüche, -Verrenkungsbrüche und -Verrenkungen gelingt dem Geübten oft allein aus klinischen Zeichen. Den Schlußstein legt aber stets das Röntgenbild. Was an der Handwurzel früher unter dem Namen Verstauchung ging, hat vielfach Brüche und Absprengungen mit eingeschlossen. Bei allen nur einigermaßen ernsten Verstauchungen des Handgelenks soll das Röntgenbild nicht versäumt werden.

Außer den Aufnahmen in der pfeilrechten und stirnrechten Hauptrichtung verlangt die im Schattenbild sich oft überschneidende, zur Beugeseite leicht konkave, gewölbeartige Lagerung der Handwurzelknochen zur sicheren Erkennung der Bruchlinien auch Bilder in Mittelstellungen.

Wer sich in diese eben geschilderten Beziehungen hineindenkt, erwartet bei genügender, rein axialer Stauchung den Kahnbeinbruch oder auch den Mondbeinbruch, bei Stauchung mit Achsenabweichung die Luxation des Handblocks, gegebenenfalls mit Bruch der Pufferknochen.

Der Kahnbeinbruch

ist der häufigste Bruch an der Handwurzel.

Der Bruch findet sich in jedem Alter, überwiegt aber im werktätigen Alter zwischen 18 und 50 Jahren. Er findet sich fast aus-

Handwurzelbrüche. 71

schließlich bei Männern. Bei Frauen ist die Gelegenheit zur Erwerbung des Bruches weit seltener.

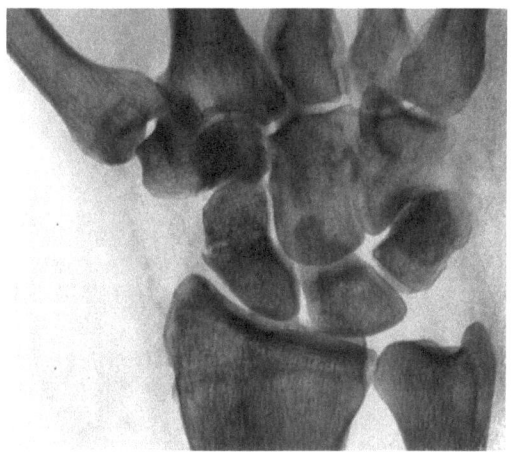

Abb. 23. Kahnbeinbruch frisch (41jähriger Seemann).

Der Bruch entsteht bei Längsstauchung der gestreckten, seltener überstreckten Hand.

Bei weitem am häufigsten ist der Querbruch des *Kahnbeinkörpers*. Die meist quer zur Längsachse des Knochens verlaufende Bruchfläche teilt ihn in der Mehrzahl der Fälle in zwei ungefähr gleiche Teile. In seltenen Fällen rückt die Bruchfläche wesentlich weiter ulnarwärts-kranial oder radialwärts-distal auslaufend in das Tuberkulum, so daß die beiden Bruchstücke völlig ungleich werden.

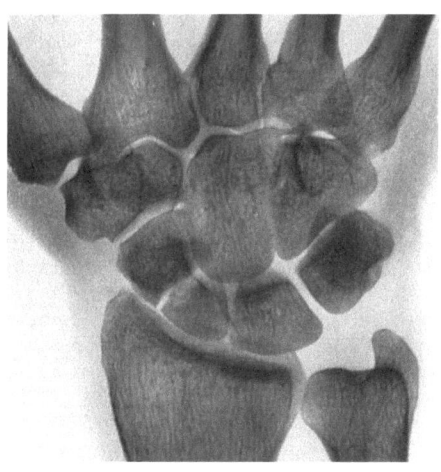

Abb. 24. Kahnbeinbruch; 33jähriger Arbeiter; die beginnende Siegelringbildung zeigt den älteren Bruch an.

Der Bruch kann unvollständig sein, so daß die Bruchlinie den Knochen nicht völlig durchsetzt.

72   Die einzelnen Verletzungsarten.

Meist sind die Bruchstücke unverschoben. Doch kann das radiale Stück sich drehen und radialwärts bis auf die Seite der Radiusepiphyse oder nach der Handwurzelmitte vor dem Kopf des Kapitatum ausweichen.

Sehr viel seltener ist der *Zertrümmerungsbruch* des Kahnbeins, der den ganzen, oft platt gepreßten Körper zwischen der Wucht des Handblockes und der auffangenden Gelenkfläche der Speiche in viele Teile zerdrückt sieht. Er ist meist mit Nebenverletzungen verbunden.

An Häufigkeit zwischen den beiden genannten Arten steht der *Abbruch der Tuberositas* des Kahnbeins (s. Abb. 25). Er wird meist als *Rißbruch* gedeutet. Abbrüche der distalen Kanten kommen als Stauchungsfolge vor. Erreicht die einwirkende Gewalt so hohe Grade, daß das Kahnbein bricht, so erleiden naturnotwendig auch die Nachbarknochen erhebliche Schäden.

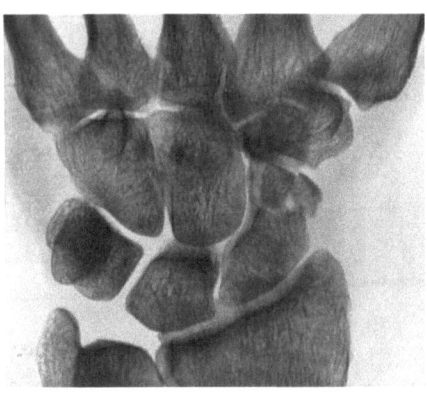

Abb. 25. Bruch der Tuberositas navicularis.
(32jähriger Arbeiter.)

Der *frische Kahnbeinbruch* zeigt eine ausgeprägte *Schwellung* des Handgelenks, die zur Zeit ihrer größten Ausdehnung auf den Unterarm übergeht. Meist ist die radiale Seite des Handgelenks, auch wohl das *ganze Handgelenk stark druckempfindlich*, doch läßt sich bei besonnenen Kranken als Ort der größten Schmerzhaftigkeit unschwer das Kahnbein in der Schnupfgrube feststellen. Bewegungen der Hand und der Finger, besonders des Daumens, werden ängstlich vermieden. Am meisten schmerzt die Handbewegung zur Speichenseite. Crepitation läßt sich nur sehr selten durch Anziehen und Hin- und Herschieben am Daumen- oder Zeigefingermittelhandknochen nachweisen. Crepitation in der Schnupfgrube, verbunden mit einem harten Vorsprung im Grunde dieser Grube ist für den Kahnbeinbruch pathognomonisch. Bluterguß zeigt sich meist in der zweiten Hälfte der ersten Woche unter der Haut der radialen Handgelenkseite und am Daumenballen (Diagnose s. Tabelle S. 84).

Der sichere Nachweis des *frischen* Bruches ist meist nur durch das Röntgenbild zu erbringen. Der alte, nicht knöchern verheilte Bruch

Handwurzelbrüche. 73

hingegen ist oft mit genügender Sicherheit ohne Röntgenbild zu erkennen.

Behandlung.

Knöcherne Verheilung läßt sich bei zweckmäßiger Behandlung stets erreichen. Auch in veralteten Fällen ist der Versuch knöcherner Heilung durch lange Ruhigstellung nicht aussichtslos.

Der frische Bruch bedarf zur sicheren knöchernen Heilung langer Ruhigstellung, die von 6 Wochen an über 2 auch 3 Monate ausgedehnt werden muß. In Mittelstellung wird von der Mitte des Unterarms bis zu den Fingergrundgelenken eine dorsale Gipsschiene gut angestrichen und festgelegt, so daß die Bewegung der Finger freibleibt. Für den Ellenknöchel wird eine Mulde in die Gipsschiene sorgfältig eingeformt. Die distalen und proximalen Ränder werden leicht unterpolstert. In diesem, die Handwurzel sicher ruhig stellenden Verband kann Fingerarbeit verrichtet werden (s. Abb. 22).

Jede Woche wird der Verband nachgesehen und ergänzt oder erneuert. In Pausen von 6, später 4 Wochen aufgenommene Röntgenbilder überzeugen von den Fortschritten der Bruchheilung.

Verschiebungen lassen sich in einzelnen Fällen unblutig einrichten. Die verletzte Hand wird gebeugt oder ulnarwärts geneigt und der tastende Finger versucht, das in der Schnupfgrube oder über dem hinteren Radiusepiphysenrand fühlbare verschobene Knochenstück zurückzudrängen. Als Widerlager von innen dient der Kopf des Kapitatum.

Führen die Repositionsversuche nicht zum Ziel, so empfiehlt sich die blutige Einrichtung unter Einschnitt in der Schnupfgrube vom Griffelfortsatz der Speiche bis zur Basis des ersten Mittelhandknochens.

In den nunmehr nicht mehr so seltenen Fällen knöcherner Heilung bleiben meist wesentliche Beschwerden nicht zurück.

Alte pseudarthrotisch geheilte Brüche bei Turnern und Boxern, die ihren Träger völlig unbehindert lassen, zeugen dafür, daß diese Heilungsform nicht mit Beschwerden verbunden sein *muß*. Auch beim Handarbeiter sind die Beschwerden der pseudarthrotischen Heilung meist gering, wenn die Hand nicht wesentlich beansprucht wird, um unter Schwellung des Handgelenks stark zuzunehmen bei festem Zugreifen, bei Gewalteinwirkungen von außen oder sonstiger Anstrengung der Handwurzel. Es können so Zustände der Besserung mit Zuständen erhöhter Beschwerden wechseln und jede schwere Arbeit für die geschädigte Hand ausschließen (*chronische Handwurzel*). Selten bleiben schwere Bewegungsstörungen oder Ankylosen zurück.

Bei wesentlichen Beschwerden in veralteten Fällen pseudarthrotischer Heilung lohnt sich der allerdings nicht immer erfolgreiche Versuch durch lange Fixierung mittels dorsaler Gipsschiene Heilung zu erreichen. Die technisch nicht einfache Anbohrung der Bruchstücke nach BECK kann diese Bestrebungen unterstützen. Sie läßt sich mit einiger Sicherheit nur unter Röntgenkontrolle oder unter Freilegung des Kahnbeins durchführen. Bei nekrotischen Veränderungen der Bruchstücke ist dieser Versuch aussichtslos.

Die operative Entfernung der Bruchstücke sollte nur bei ganz erheblichen Beschwerden vorgenommen werden. Ob nur das periphere Stück exstirpiert wird oder beide Teile, richtet sich nach dem Befunde. Besonders bei Verschiebungen genügt die Entfernung des *verschobenen* Teiles. Finden sich bei nicht dislozierten Knochen an beiden Teilen röntgenologische Veränderungen, die eine Basis für die Beschwerden abgeben, so wird am besten der ganze Knochen entfernt.

Die Operation kann erhebliche Beschwerden mindern und das Ausmaß der Bewegungen heben, gibt aber der Hand weder die alte Bewegungsfreiheit wieder, noch die alte Kraft (s. Abb. 26). Die Schwierigkeit des Eingriffs darf nicht unterschätzt werden.

Zur *Erwerbsbeschränkung* gibt der Bruch nur in ungünstigen Fällen Veranlassung. Die erheblichen Störungen in der Funktion des Handgelenks können Erwerbsminderungen von 10 bis 20, auch $33^1/_3\%$ setzen.

Der Mondbeinbruch

galt bis vor wenigen Jahren als nach dem Kahnbeinbruch häufigste Handwurzelverletzung. Die nicht spärlichen Fälle der noch zu erörternden Mondbeinnekrose, oft mit sekundärem Bruch, wurden ihm zugerechnet. Unstreitig kann der Mondbeinbruch in das Bild der Lunatumnekrose übergehen. Auf der anderen Seite aber finden sich nicht selten Mondbeinnekrosen, bei denen sicher jede erhebliche äußere Gewalteinwirkung fehlt. Diese beiden Erkrankungen dürfen daher nicht zusammengeworfen werden.

Sicher erkennbare isolierte Mondbeinbrüche sind spärlich, während Mondbeinbrüche als Begleitverletzungen besonders bei schweren Verletzungen der Handwurzel nicht so selten vorkommen.

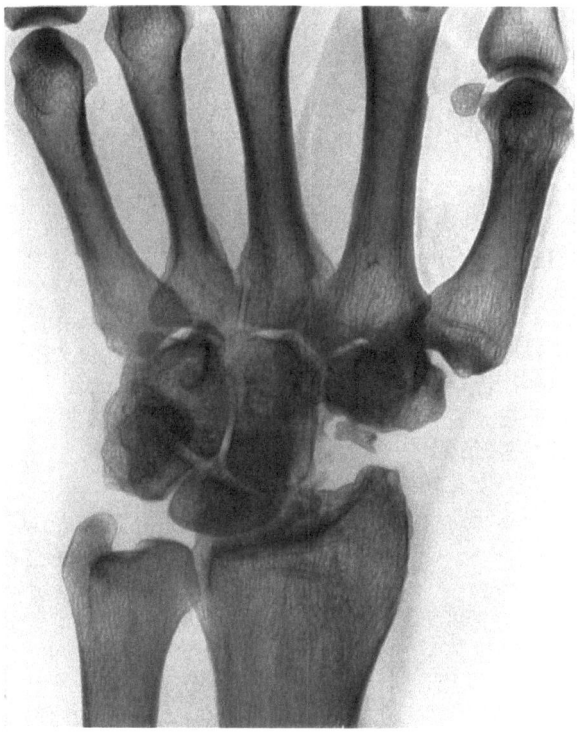

Abb. 26. Handwurzel nach Exstirpation des pseudarthrotisch geheilten Kahnbeins; unbefriedigte Abstützung der Hand (36jähr. Seemann).

Als Ursache des Mondbeinbruches kommen schwere Gewalteinwirkungen: Sturz, Kolbenschlag, Schlag eines Steines u. a. m. in Betracht.

Das Mondbein kann dabei plattgedrückt werden oder an seinen Kanten und Hörnern Absprengungen erleiden. Bruchlinien sind im Röntgenbild nicht immer deutlich erkennbar.

Der frische Mondbeinbruch hat wenig charakteristische Zeichen. Mit schweren Distorsionen und anderen intraartikulären Brüchen hat er lebhaften Schmerz, eine diffuse Schwellung des Handgelenks und die ängstliche Vermeidung der Hand-, weniger ausgesprochen der Fingerbewegung gemeinsam. Die Diagnose muß jedoch in jedem Falle durch das *Röntgenbild* ergänzt werden (s. Tabelle S. 84).

Frische Mondbeinbrüche mit nicht zu schweren Veränderungen sind der Rückbildung fähig. Sie wird erreicht durch längere Ruhigstellung mit dorsalen Gipsschienen unter Freilassung der Finger, wie beim Kahnbeinbruch geschildert.

Ist das Gefüge des Knochens zerstört, dann muß der ruhigstellenden dorsalen Gipsschiene ein Dauerzug des 3. Mittelhandknochens hinzugefügt werden. Der Zug gibt den Raum für das Mondbein wieder frei. Der Dauerzug wird am besten erreicht durch die volare Fingerzugschiene BÖHLERs, deren Anlegung oben für den Schaftbruch des Mittelhandknochens geschildert wurde. Eine Einrichtung des zerquetschten Mondbeins nach Einspritzung und Anästhesierung mittels 1%iger Novocainlösung durch Fingerdruck von beiden Flächen auf den verbreiterten Knochen unter gleichzeitigem Zug am Mittelfinger geht dem Verband voraus.

Bei weitem der häufigste Bruch am Handgelenk und zugleich der häufigste Knochenbruch überhaupt ist der

typische Speichenbruch[1].

Er ist der Bruch vorwiegend der männlichen Jugend, des männlichen Sport- und Arbeitsalters und des weiblichen Matronenalters.

Er entsteht meist durch indirekte Gewalt. Fall auf den Boden mit vorgestreckter Hand ist die Hauptursache.

Sitz des Bruches ist die untere Speichenmetaphyse etwa 2 cm von der Gelenkfläche entfernt. Bei weitem am häufigsten handelt es sich um etwas unregelmäßige Querbrüche, doch kommen auch reine Schrägbrüche und winklig verlaufende Bruchlinien, auslaufend ins Handgelenk, vor. Mehrfache Bruchlinien sind häufig (etwa 20%), Splitterbrüche sind nicht selten. Einkeilung des Schaftes in die Epiphyse kommt vor. Im zweiten Lebensjahrzehnt tritt die Epiphysenlösung häufiger an die Stelle des Bruches.

Der Griffelfortsatz der Elle bricht fast in der Hälfte der Fälle mit ab. Beteiligung der Handwurzel (Kahnbeinbruch) ist selten.

---

[1] Der typische Speichenbruch gehört nicht zu den Verletzungen der Hand, wird aber aus Zweckmäßigkeitsgründen mit behandelt.

Bruchlinien oder Splitterlinien führen in vielen Fällen ins Handgelenk.

Die Bruchstücke können unverschoben stehen, oder — in den meisten Fällen — nicht unerheblich verschoben sein. Das distale Bruchstück mit der Hand weicht meist nach rückwärts und speichenwärts mehr oder minder erheblich ab (s. Abb. 27 a und b), seltener ist reine Rückwärts- oder reine Speichenwärtsverschiebung.

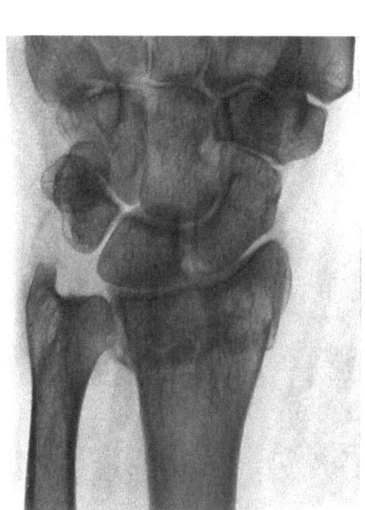
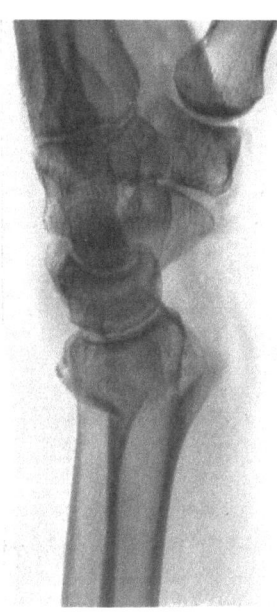

a b
Abb. 27. Speichenbruch am distalen Knochenende mit typischer Verschiebung.
a in pfeilrechter, b in stirnrechter Sicht.

Charakteristisch für die Rückwärtsverschiebung ist die Bajonettstellung und für die Verschiebung nach der Speichenseite das starke Hervortreten des Ellenknöchels.

Die differentialdiagnostischen und klinischen Eigenheiten des typischen Speichenbruches sind auf der Tabelle Seite 84 auseinandergesetzt.

Die Behandlung

des typischen Speichenbruches besteht zunächst in der sorgfältigen Einrichtung. Für die stets erforderliche Schmerzaufhebung empfiehlt sich die örtliche Betäubung. Beim frischen Bruch ist sie leicht zu erreichen durch Einspritzung von 10 bis 20 g Novocainlösung — gegebenenfalls auch auf den Ellenfortsatz. Die Flüssigkeit breitet sich im Bluterguß nach allen Seiten schnell aus.

Die Einrichtung gelingt nach Schmerzausschaltung meist überraschend leicht unter Zug und Gegenzug, wobei seitlicher Druck mittels Daumen gegen das vorspringende zentrale Bruchstück nachhilft. BÖHLER empfiehlt als Gegenzug eine Schlaufe um den Oberarm, die ihren Halt findet an einem Haken an Fenster oder Wand. Fast stets ist die eingerichtete Stellung ebenso leicht zu erhalten durch einen dorsalen Gipsschienenverband, der von den Köpfchen der Mittelhandknochen bis nahezu zum Ellenbogengelenk reicht. Die Hand steht zweckmäßig in der Achse des Unterschenkels. Jede Zwangsstellung ist zu vermeiden. Die Schiene wird an ihren beiden Enden über dem Handrücken und am Ellenbogen leicht unterpolstert; der Vorsprung des Ellenknöchels am Handgelenk wird von innen herausgearbeitet. Am Folgetage kontrolliert das Röntgenbild die Einrichtung. Bei Verschiebung bleibt die Feststellung 3 Wochen, bei Splitterbrüchen 4 bis 5 Wochen, bei unverschobenem Bruch 2 Wochen erhalten. Armtragetuch ist besonders für den frischen Bruch erforderlich. Die Finger werden von vornherein bewegt. Schulter und Ellenbogen üben!

Nur sehr selten machen rebellische Verschiebungen kompliziertere klinische Verfahren erforderlich.

Im schroffen Gegensatz zur Einfachheit der Einrichtung stehen vielfach die geradezu trostlosen Ergebnisse. Wie beim Fingerbruch sieht man kaum einen genügend eingerichteten Speichenbruch aus der ärztlichen Praxis hervorgehen. Der unverschoben geheilte Speichenbruch ist eine harmlose Verletzung ohne wesentliche Folgen. Der verschoben geheilte Bruch setzt die Leistung der Hand oft für die Lebenszeit und oft erheblich herab. Schon nach 1—2 Wochen gelingt die Einrichtung unblutig nicht mehr. Die sekundäre blutige Einrichtung ist ein schwieriger, mühsamer Eingriff nicht ohne Gefahren.

24. Nekrose der Handwurzelknochen.

Vorwiegend am Mondbein, aber auch am Kahnbein, sehr selten an den übrigen Knochen der Handwurzel, werden eigentümliche Erkrankungen angetroffen, denen zunächst der gemeinsame Name „Malacien" gegeben wurde. Die weitere Erörterung wird noch zeigen, daß der Name „Nekrose" oder „Tod" den tatsächlichen pathologisch-anatomischen Zustand besser bezeichnet.

Sie wurden zunächst auf traumatische Entstehung zurückgeführt, mußten nach weiterer Durchforschung aber an langanhaltende oder oft wiederholte mechanische Belastung bei konstitutioneller Minderwertigkeit als Entstehungsursache Raum abgeben.

Mondbeintod (Lunatum-Nekrose.)

Durchaus nicht selten stellt sich bei jungen Leuten beiderlei Geschlechts, oft ohne bekannte Ursache, oft im Anschluß an eine mäßige oder auch heftige Gewalteinwirkung, an eine Überanstrengung oder an gewerbliche langdauernde Beanspruchung, eine störende, schmerzhafte Schwäche des Handgelenks ein, die nicht weichen will, bei Schonung zurückgeht, bei festem Zufassen wieder zunimmt und schließlich zur Berufsunterbrechung oder zum Berufswechsel zwingen kann. Besonders betroffen ist das Alter von 17 bis zu 27 Jahren, also die Zeit nach der Pubertät. Doch kommt das Leiden auch in weit höherem Alter, etwa bis zur Mitte der vierziger Jahre, vor. Befallen werden gewöhnlich Berufsarten, die ihre Hände ausgiebig gebrauchen: landwirtschaftliche Arbeiter, Steinbrecher, Kutscher, Maurer, Schlosser, Mechaniker, Preßluftarbeiter. Die rechte Seite überwiegt weitaus. Doppelseitigkeit wurde beobachtet. Bei der Bevorzugung der Handarbeitsberufe erklärt sich das häufige Befallensein des männlichen Geschlechts (2:1) von selbst.

Nachweisbare Veränderungen im *Röntgenbild* können monatelang auf sich warten lassen. In ausgeprägten Fällen zeigt das Röntgenbild zunächst Veränderungen in der Struktur, denen Form- und Konturveränderungen folgen. Die Strukturveränderungen bestehen in Störung der Bälkchenzeichnung, die meist und größtenteils durch erhebliche Knochenverdichtungen verschattet ist, aber auch besonders in späteren Stadien ausschließlich oder teilweise fleckig aufgehellt sein kann (s. Abb. 28). Es folgen dann Einbrüche der Rinde, Abflachungen des zwischen Speiche und distale Handwurzelreihe zwischengeschalteten Knochens, Vorragen der abgeflachten und auch abbröckelnden Teile nach volar und dorsal, frakturlinienähnliche Bruchbildungen (s. Abb. 29) endlich auch Zerbröckelung der völlig nekrotischen Reste. Gegen

80 Die einzelnen Verletzungsarten.

Ausgang der Erkrankung pflegt sich eine der normalen ähnliche Knochenzeichnung unter Beibehaltung der plattgedrückten Form wiederherzustellen. Oft folgt dem Leiden die Arthrose des Radiokarpalgelenks.

Viel Arbeit wurde der Ergründung der *Entstehung* dieses Leidens gewidmet. *In den meisten Fällen wird ein Trauma oder ein genügendes Trauma vermißt.* Als richtunggebende Ursache

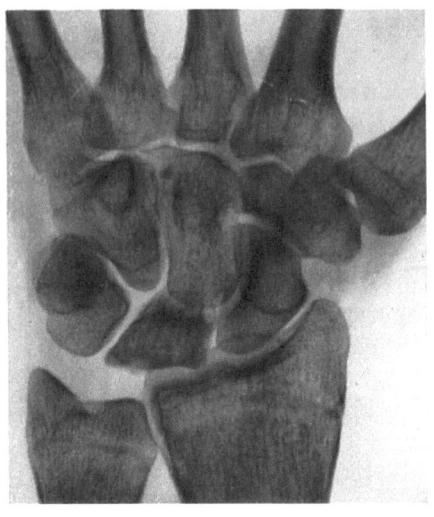 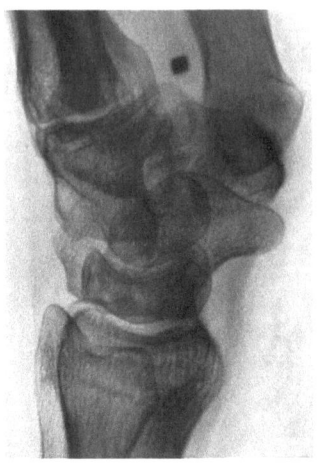

a b

Abb. 28. Mondbeinnekrose a in pfeilrechter Sicht — Verdichtung mit beginnenden wolkigen Aufhellungen. Formveränderung b stirnrecht (wie a); im Daumenballen Schatten von Hammerschlag. 31jähr. Schlosser.

für den Tod der Handwurzelknochen ist in diesen Fällen die konstitutionelle Veranlagung anzusehen. Je nach dem Grade dieser Veranlagung genügen zur Hervorrufung der Nekrose mehr oder minder oft wiederholte oder auch einmalige geringgradige oder stärkere Gewalteinwirkungen. Auf welchem Wege diese Gewalteinwirkungen Nekrose und Zerfall des Knochens hervorrufen, das ist ungeklärt. Vielleicht spielt die relative Kürze der Elle am Handgelenk, so daß das Mondbein den vollen Speichendruck auffangen muß, eine Rolle.

Die *Stellung des Unfalls zur Mondbeinnekrose* ist daher eindeutig. Der Unfall kann einen Bruch des Handwurzelknochens erzeugen. Folgen diesem Bruch Nekroseerscheinungen, dann ist der Unfall als Ursache anzusehen. Liegt ein erheblicher Unfall vor, so kann er auch ohne *nachweisbaren* Bruch zur Nekrose führen. Meist ist beim Mondbeintod die Ursache *nicht* in einer erheblichen Gewalteinwirkung zu suchen. Je nach der konstitutionellen Veranlagung reagiert der Handwurzelknochen auf mehr oder minder lange fortgesetzte betriebsübliche Beanspruchung der Handwurzel mit der typischen Nekrose. Die Nekrose ist in diesen Fällen also nicht Unfallfolge sondern Gewerbekrankheit.

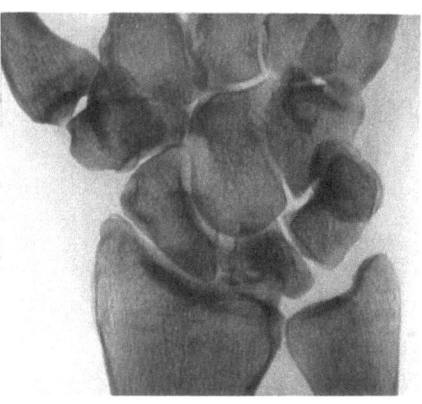

Abb. 29. Mondbeinnekrose mit beginnendem Zusammenbruch, schwere Deformierung.

Die *Erkennung* der Krankheit bleibt bis zum Röntgenbild eine Vermutungsdiagnose, die indes bei voller Bekanntschaft mit dem Krankheitsbild einen hohen Grad von Wahrscheinlichkeit erreichen kann.

Neben dem Flächenröntgenbild der Handwurzel, dessen Eigentümlichkeiten oben gezeichnet wurden, gibt das Kantenbild besonders reichen Aufschluß. Es läßt Aufhellungszonen, Bruchlinien, Abplattung und Abbröckelung der ausgezogenen volaren und dorsalen Knochenenden oft allein oder zum wenigsten deutlicher erkennen, als das Flächenbild (s. Abb. 28b).

Bei der *Behandlung* sollte der Gesichtspunkt der Beeinflussung der Konstitution nicht unberücksichtigt bleiben: Freiluft-, Sonnenbäder, wechselnde Ernährung, Lebertran, Phosphor, Calcium, Organpräparate. In frischen Fällen wird schonend behandelt wie bei Verstauchungen: Ruhigstellung durch dorsale Gipsschiene 1½ bis 3 Monate, Umschläge, später Bäder, Heißluft, Glühlicht, Massagen, vorsichtige Bewegungsübungen. In älteren Fällen Behandlung wie bei Arthritis deformans mit Schonung, Wickelung, Wärme, Massage und Bewegungen.

In schwereren Fällen muß die Exstirpation des erkrankten Knochens in Betracht gezogen werden. Die Überlegenheit ihrer

Ergebnisse der konservativen Behandlung gegenüber wurde von PARTSCH in vergleichenden Untersuchungen erwiesen, wird jedoch nicht allgemein anerkannt. Die Technik bietet Schwierigkeiten.

Operationstechnik: Allgemeine, örtliche oder Leitungsbetäubung; Blutleere nicht erforderlich; dorsoradialer Längsschnitt vom ulnaren Rand der Speiche auf den ulnaren Rand des Zeigefingers zu. Lösen und Beiseiteziehen der Sehnen: Extensor pollicis longus (tief herunter Muskelfleisch) und Extensor carpi radialis brevis und longus radialwärts, Extensor digit. ulnarwärts. Das Mondbein liegt dem ulnaren Teil der Radiusgelenkfläche gegenüber. Unter leichter Beugung der Hand Durchschneidung der Bandverbindungen des Mondbeins; Heraushebeln mit dem Elevatorium (Dreiecksbein nicht mit heraushebeln!) Lücke ausfüllen mit Fettpfropf aus dem Oberschenkel. Naht; feststellender Verband für 8 bis 10 Tage. Medikomechanik (Hyperämie). Der Eingriff ist durchaus nicht einfach. Bei der starken Verlängerung des nekrotischen Mondbeins in dorsovolarer Richtung und der Brüchigkeit seines Gewebes ist es sehr schwierig die volaren Teile des Mondbeins mit zu entfernen. Meist werden sie zurückgelassen. Es empfiehlt sich daher, die volaren Anteile des Mondbeins von einem volaren Schnitt her zu isolieren. Dieser Schnitt verläuft 1 cm radial vom Erbsenbein. Die Sehne des Flex. carpi ulnaris wird nebst dem ulnaren Gefäßbündel ulnarwärts verzogen. Die Sehnen der Fingerbeuger bleiben in ihrer Scheide radialwärts. Nach Isolierung der vorderen Anteile des nekrotischen Mondbeins wird seine Exstirpation von dem oben beschriebenen dorsalen Schnitt her vorgenommen.

Der *Ausgang* des Leidens ist zweifelhaft. Es kommen Fälle vor mit geringen, auf die Dauer wenig störenden Erscheinungen. In anderen Fällen verlieren sich die Störungen nach Jahren. Meist aber sind die Beschwerden dauernd und recht störend. Sie gehen aus in Arthrose und teilen mit ihr das Auf und Ab endloser Klagen, wiederholter Behandlungsversuche, auch erheblicher Besserungen, denen schließlich immer und immer wieder Verschlechterungen folgen.

Daß auch am

Kahnbein

eine idiopathische Nekrose vorkommt, ist wahrscheinlich. Mit einer gewissen Wahrscheinlichkeit handelt es sich stets um Folgen von Kahnbeinbrüchen. Die Behandlung der Kahnbeinnekrose deckt sich mit der Behandlung des Kahnbeinbruches bzw. der Mondbeinnekrose.

25. Handwurzelverrenkungen.

Die Verrenkungen in der Handwurzel spielen den Knochenbrüchen gegenüber eine geringere Rolle. Es handelt sich um schwere Verletzungen, zu deren Hervorrufung meist erhebliche Gewalten notwendig sind. Verrenkungen indirekter Entstehung zeigen meist ein typisches Bild.

Bei weitem am häufigsten beobachtet wird die
perilunäre Luxation,
d. h. die Verrenkung des Handblocks einschließlich aller Handwurzelknochen nach hinten gegen den Unterarm mit dem an der Speiche haftenden Mondbein (s. Abb. 30). Es kommt nicht selten vor, daß unter starker Gewalteinwirkung der Handblock bis auf das Mondbein nach hinten verschoben wird. Dabei haftet das Mondbein mittels des volaren Bandes an der Speiche

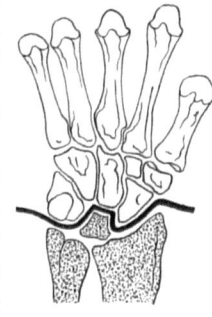

Abb. 30. Schema der perilunären Luxation.

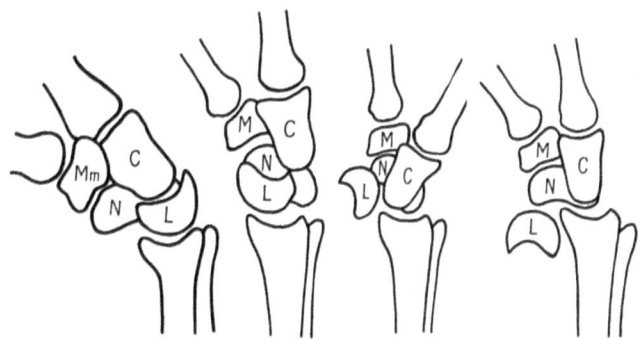

Abb. 31. Schematische Darstellung der Entstehung der perilunären Handgelenksverrenkung.

fest und kann unter Zerreißung seiner dorsalen Bänder von dem zurückschnellenden Handblock nach vorn verdrängt werden und eine Drehung um 180^0, ja um 270^0 eingehen. Das Mondbein ist, aus seiner zentralen Lage herausgequetscht, vergleichbar, wenn auch im Mechanismus durchaus unähnlich, einem herausgepreßten Zwetschenkern. Abb. 31 verdeutlicht den Vorgang.

In spärlichen Fällen bleibt an der Speiche haften neben dem Mondbein das Kahnbein — *perinaviculo-lunäre Luxation* — oder mit gleichzeitig entstehendem Kahnbeinbruch das

	Typ. Speichenbruch	Kahnbeinbruch	Mondbeinbruch und Mondbeintod	Perilunäre Luxation
Verschiebung der Hand:	Meist rückenwärts und speichenwärts. Kann fehlen.	Keine.	Keine.	Meist keine; selten Gabelstellung Handwurzel im Verlauf oft verkürzt.
Druckschmerz:	Ausgesprochen über Speichenepiphyse. Verschiebung an d. Bruchstelle oft tastbar.	In der Schnupfgrube.	Mitten auf der Handwurzel, besonders Streckseite.	Diffus, bes. auch mitten auf Handwurzel-Beugeseite. Daselbst ausgesprochene Schwellung.
Bewegungen:	Umwendbewegung des Unterarms aufgehoben, Hand- und Fingerbewegungen nach Zuspruch zunächst wenig behindert. Bei Gelenkbruch stärker gestört.	Handgelenkbewegungen stark behindert, besond. Randbewegung speichenwärts.	Handgelenkbewegungen stark behindert, bes. Überstreckung.	Handgelenksbewegungen nach allen Seiten aktiv völlig ausgeschlossen. Zwangsstellung der Finger, leicht gebeugt, werden aktiv nicht oder kaum bewegt.
Röntgenbild:	Bruchlinien meist deutlich.	Bruchlinie meist quer, bei negativem Ergebnis nach 14 Tagen wieder röntgen. Bruchlinie wird breiter u. sichtbarer.	Bruchlinie meist deutlich, im Seitenbild Hörner oft abgebrochen. Bei Nekrose I. Stadium: Verdichtung. II. Stadium: wolkige Aufhellung. III. Stadium: Zertrümmerung, Bruchlinien.	Im stirnrechten Bild decken sich Mondbein und Kopfbein, Kahnbein und Hakenbein. In dem viel charakteristischeren stirnrechten Bild ist die Sichelpfanne des Mondbeins leer, das Mondbein oft verlagert.

proximale Bruchstück des Kahnbeins — *transnaviculolunäre Luxation* (s. Abb. 32).

Wegen der Wichtigkeit der Frühdiagnose dieser Verletzungen sollen ihre diagnostischen Zeichen unter Benutzung einer Tabelle aus meiner Bearbeitung der Hand in HABERLAND Differentialdiagnose hier zusammengestellt werden (S. 84).

Bei der *Behandlung* der perilunären und der ihr verwandten Verrenkungen kommt alles auf die *Früh*behandlung an. Im Frühstadium läßt sich nach Schmerzausschaltung unter stetigem und ruhigem Zug an der Hand und Druck auf das nach vorn verschobene Mondbein das Mondbein meist wieder an seine Stelle drücken. Der kleine einfache Handgriff pflegt zur endgültigen, wenn auch nicht immer folgenlosen Wiederherstellung zu führen. Besonders bei Versicherten können auch nach dieser anatomisch einwandfreien Wiederherstellung erwerbsmindernde Folgen zurückbleiben.

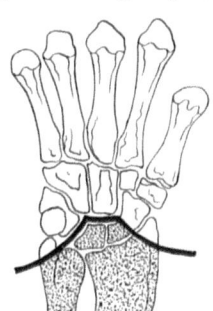

Abb. 32. Schema der transnaviculoperilunären Luxation.

Voraussetzung zu diesem Eingriff ist die Frühdiagnose. Ihr soll die oben beigefügte Tabelle dienen. Es genügt nicht, sich mit der vagen Diagnose einer Verletzung der Handwurzel abzufinden und den Verletzten nach Wochen, wenn keine Besserung eintritt, zum Facharzt zu schicken. Dann ist die Zeit für die Einrichtung verstrichen.

Bei der veralteten Verrenkung gelingt die Einfügung des Mondbeins hin und wieder auf blutigem Wege, meist jedoch bleibt nur die Exstirpation des Mondbeins und beim Luxationsbruch durch das Kahnbein auch des luxierten Kahnbeinteiles übrig. Die Ergebnisse sind meist nicht sehr ermutigend. Fast immer bleiben Bewegungseinschränkungen und erheblicher Verlust an Kraft zurück.

Die *Technik* der Herausnahme des volar verschobenen Mondbeins ist einfach. Als Schmerzbetäubung ist ausreichende Umspritzung zu empfehlen. Der Weg zum Mondbein führt zweckmäßig zwischen dem Bündel der Fingerbeugesehnen und dem Flexor carpi radialis in die Tiefe. Die Fingerbeugesehnen bleiben zusammen in ihrer Scheide. Der N. medianus wird beachtet. In der Tiefe leitet der fühlbare Vorsprung des verschobenen Mondbeins.

Bei der nicht eingerenkten Mondbeinverschiebung sind die Druckbeschwerden des Mittelnerven gefürchtet. Sie äußern sich in Kribbeln, Einschlafen, Pelzigwerden und neuralgischem Schmerz in Fingern und Hand. Andere seltene Fälle scheinen jedoch günstiger ohne derartige Folgen zu verlaufen.

Sehr seltene Verletzungen sind die
Totalverrenkungen zwischen Unterarm und proximaler Handwurzelknochenreihe — Luxatio radiocarpalis,
die *Verrenkung zwischen der distalen und proximalen Handwurzelknochenreihe* — Luxatio intercarpalis
und endlich die *Verrenkung zwischen distaler Handwurzelreihe und Mittelhandknochen* — Luxatio carpo-metacarpalis.

Die Behandlung dieser Verletzungen bleibt auf die Wiederherstellung der anatomischen Form der Handwurzel und damit ihrer Funktion gerichtet. Sie ist meist nach tiefer Schmerzbetäubung auffallend leicht unter Zug und Druck zu erreichen.

Unter dem Namen
MADELUNGsche *Deformität (Carpus curvus)*
ist eine eigentümliche Verschiebung, keine eigentliche Subluxation, der Hand nach vorn bekannt, bei der das distale Ellenende rückwärts vorragt. Das distale Speichendrittel ist in einer nach rückwärts konvexen, ellen- und beugeseitenwärts konkaven Kurve verbogen und zieht die Hand mit. Die Gelenkfläche der Speiche ist volarulnarwärts geneigt.

Besonders befallen sind Frauen. Die Hauptausfälle beruhen in der Schwäche des Faustschlusses.

Die Entstehung des Leidens geht wahrscheinlich auf eine frühzeitige partielle Verknöcherung der distalen Speichenwachstumsknorpel auf konstitutioneller Basis zurück. Von Unfallentstehung wird man nicht reden können.

Die beste und sehr dankbare *Behandlung* ist die Ausmeißelung eines Keiles aus der konvexen Streckseite der Speiche, so daß die Hand der rückwärts verschobenen Elle wieder gegenüber steht.

C. Behandlung eitriger Infektionen an Hand und Fingern (Panaritien).

26. Name, Einteilung und Einheitlichkeit.

Das Panaritium (Umlauf, Fingerwurm, Akelei) ist eine den Fingern, der Hand und den Zehen eigentümliche Erscheinungsform der Phlegmone, die auf eine bakteriell infizierte, physikalisch oder chemisch gereizte Verletzung oft geringster Ausdehnung zurückgeht.

Das Wort Panaritium wird von den alten Lexikographen wohl richtig (s. F. O. WEISE, Die griechischen Wörter im Lateinischen, S. 272, Anm. 2) zurückgeführt auf griechisch *Παρονύχιον* — etwas, das sich neben dem Nagel befindet. *Παρονύχιον* ist zwar im Griechischen nicht belegt, auch für die „reziproke Formversetzung" von r-n zu n-r ist ein genau entsprechendes Beispiel nicht bekannt, aber bei griechischen Fremdwörtern kommen im Lateinischen nach Professor SNELL-Hamburg ziemlich starke Entstellungen vor.

Fingerwurm: Die sich abstoßende Sehne sieht einem Wurm ähnlich. Akelei=Aquileya vulgaris hat dunkelblaue, hängende, glockenförmige Blüten. Die Übertragung des Namens Akelei auf die gleichnamige Krankheit rührt vielleicht von der Ähnlichkeit der Blütenform mit dem erkrankten Finger her, zumal Länge und Dicke der Blüte mit dem erkrankten Fingergliede übereinstimmen können.

Die Zugänglichkeit der Finger (und Hand) für Verletzungen und Infektionen macht Eiterungen besonders häufig. Die Ungunst der anatomischen und biologischen Verhältnisse an Fingern und Hand (s. Stück 2), die durch Einflüsse von außen noch weiter geschädigte Resistenz und in vielen Fällen die Virulenz der Erreger verschulden ihre oft überraschend große Bösartigkeit. Unter Berücksichtigung des geschichtlichen Werdens unserer Kenntnisse über das Panaritium, sowie der eben zusammengefaßten oben (S. 3 ff.), näher ausgeführten Verhältnisse muß der Abtrennung der Fingereiterungen unter einem besonderen Namen von den eitrigen Entzündungen der übrigen Körperteile die innere Berechtigung zugesprochen werden.

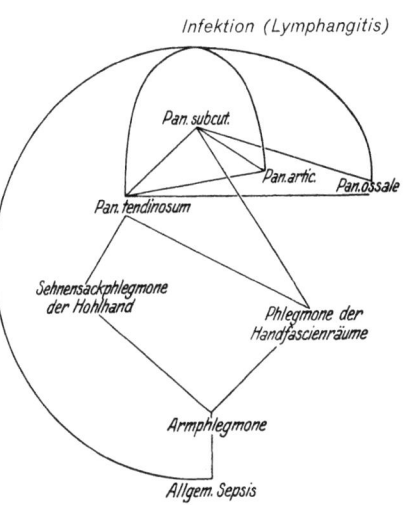

Abb. 33. Entstehung und Zusammenhänge der Panaritiumarten (das P. ossale und articulare kann sowohl Vorläufer wie Folge des Sehnenscheidenpanaritiums sein).

Gewiß handelt es sich beim Panaritium um eine *einheitliche* Erkrankung. Aus der Infektion entwickelt sich als Urform meist zunächst der subcutane Infekt, aus dem dann die ernsteren Formen entstehen. Das in Abb. 33 gezeigte Schema zeigt die Zusammenhänge.

Aber der subcutane Infekt kann zurücktreten, ja anscheinend übersprungen werden. Auch verlangen die praktischen Bedürfnisse, besonders die Bedürfnisse der Behandlung die Zerlegung des komplexen Bildes in einfache örtlich bestimmbare Formen.

Dementsprechend unterscheide ich

I. Oberflächliche Panaritien:
  1. Hautpanaritium,
  2. Unterhautpanaritium,
  3. Nagelpanaritium,
  4. Schwielenabsceß,
  5. Furunkel an der Hand.

II. Tiefe Panaritien der Finger:
  6. Sehnenscheidenpanaritium,
  7. Knochenpanaritium,
  8. Gelenkpanaritium.

III. Tiefe Panaritien der Hand:
  9. Sehnensackphlegmonen der Hohlhand,
  10. Phlegmone der volaren Handfascienräume,
  11. Phlegmone des subfascialen Handrückenraumes.

IV. Lymphangitische Infektionen an Finger und Hand:
  12. Eitrige lymphangitische Infektion an Finger und Hand (Ärztepanaritium),
  13. Erysipeloid und Schweinerotlauf.

27. Die Erkennung des Panaritiums im allgemeinen.

Wenn man unter Panaritium, wie eingangs erläutert, jegliche nicht spezifische Eiterung an Fingern, Zehen und Hand versteht, so ist die Diagnose Panaritium im allgemeinen ohne weiteres gegeben.

Ein großer Teil der anatomischen Eigentümlichkeiten, die zur Absonderung des Panaritiums von anderen Eiterungen geführt haben, findet sich nur an der Beugeseite von Finger und Hand. Es ist daher allgemeiner Brauch, die Furunkel an der Streckseite der Grund- und Mittelglieder und der Hand nicht zu den Panaritien zu rechnen. Es handelt sich um typische Haarbalgfurunkel, mit kleinen Nekrosen, deren Verlauf sich vom Verlauf eines Furunkels an anderer Stelle nicht wesentlich unterscheidet.

Weit schwieriger ist die Unterscheidung der verschiedenen Arten des Panaritiums und ihre Sonderung von den spezifischen Entzündungen.

Von den geläufigen Entzündungszeichen steht bei der Diagnose des Panaritiums der *Schmerz* im Vordergrund.

Leider ist der Schmerz ein subjektives Zeichen. Es haften ihm alle Nachteile subjektiver Angaben an. Es ist Sache ärztlicher

Erfahrung, die subjektive Einstellung des Kranken, besonders auch der Kranken bei der Diagnosenstellung in Rechnung zu ziehen.

Der *spontane Schmerz* des beginnenden Panaritiums kann ganz gewaltig sein. Besonders bei *schweren* lymphangitischen Infektionen eilt er als drohende Warnung allen anderen Zeichen voraus. Er raubt den Schlaf, wird als bohrend und klopfend, sich steigernd mit dem Pulsschlag empfunden, drückt bleiern auf die Umgebung des Herdes, zieht die Hand, den Arm herauf und lähmt ihre Bewegung.

Der spontane Schmerz wird häufig durchaus richtig lokalisiert, so daß aus seiner Beschreibung allein auf den Sitz der Entzündung geschlossen werden kann. Mit dem Eintritt des Ödems läßt der Schmerz nach. Diese Schmerzlinderung darf keine Besserung des Befundes vortäuschen.

In Fällen schwerster Infektion zeigt sich früh der Gliederschmerz der septischen Allgemeininfektion. Dem Rheumatismus ähnliche reißende Schmerzen ziehen fliegend und von Tag zu Tag an Sitz und Ausdehnung wechselnd über alle Glieder und Gelenke des Körpers. Druck auf die schmerzende Stelle ist höchst empfindlich. Der Wechsel des Schmerzes gibt Unterscheidungsmerkmale gegen die frühe Metastase.

Exaktere Angaben über Sitz und Ausbreitung der Entzündung bringt die Prüfung des *Druckschmerzes*. Sie wird vorgenommen durch zarten Druck mit breitknopfiger Sonde oder mit einem anderen stumpfen Instrument. Der Erwachsene gibt den Druckschmerz meist richtig an. Das Kind und der Ängstliche hingegen melden zunächst immer Schmerz, sobald nur die weitere Umgebung des Herdes gedrückt wird. Indes ruhige Worte, Belehrung über den Zweck der Untersuchung und die aus den Angaben gewonnenen Schlußfolgerungen, etwas Ausdauer und Geschick, probeweiser Druck auch in entfernteren Gegenden bringen auch Ängstliche, schließlich auch Kinder zu verläßlichen Angaben.

Notwendig ist, daß die Druckschmerzuntersuchung nicht en passant vorgenommen wird. *Zum mindesten soll der Kranke sitzen und die kranke Hand auf einen Tisch vor sich legen.* Am besten setzt sich auch der Arzt. Es kommt dadurch mehr Ruhe in die Untersuchung und mehr Zuverlässigkeit in das Ergebnis.

90   Behandlung eitriger Infektionen an Hand und Fingern.

Die Ausdehnung des Druckschmerzes richtet sich nach dem anatomischen Gebilde, das von der Entzündung befallen ist. Abb. 34, 35, 36, zeigen übersichtlich die Druckschmerzzonen der einzelnen Panaritienarten.

Spontaner Schmerz und Druckschmerz können fehlen bei den neurogenen Finger- und Handaffektionen. Sie sind wenig ausgeprägt bei den spezifischen Entzündungen (Syphilis und Tuberkulose). *In seltenen Fällen stören beim schwersten Panaritium septische Gifte die Perzeption des Schmerzes.*

Folge des Schmerzes ist die ängstliche *Ruhigstellung des befallenen Gliedes.* Aktive Bewegungen werden je nach Sitz und Ausdehnung der Entzündung vermieden. Passiven Bewegungen wird Widerstand entgegengesetzt. Die Haltung ist typisch für die verschiedenen Arten des Panaritiums.

Druckschmerz und Haltung von Hand und Fingern sind die Grundlagen der Diagnose beim Panaritium. In gewissen Fällen können auch die anderen klassischen Zeichen der Entzündung wertvoll sein, vielfach jedoch lassen sie im Stich.

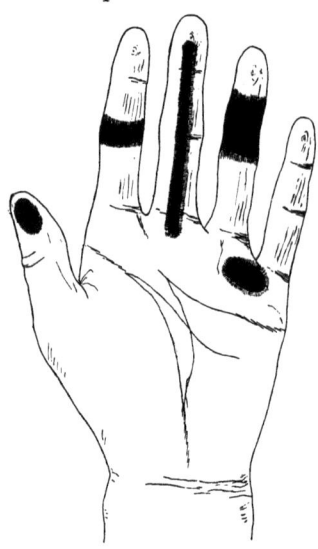

Abb. 34. Schmerzzonen bei den verschiedenen Panaritium-Arten (Daumen, P. subcutaneum, Zeigefinger, P. articulare, Mittelfinger, P. tendineum, Ringfinger, ossale, Handschwielenabsceß). Modifiziert nach JOSEPH.

Die *Rötung* kann an dem mit undurchsichtigen Schwielen, oft gefärbt von der Werksarbeit oder vom Zigarettenrauch, bedeckten Finger völlig fehlen. In anderen Fällen umschreibt sie scharf die befallene Gegend. Besonders beim Nagelpanaritium wird sie kaum vermißt.

Die *Schwellung* wird in ihren Anfängen nur schwer erkannt. Ausgeprägt ist sie erst auf der Höhe der Erkrankung, zu spät für den, der mit der Einleitung der Behandlung auf sie gewartet hat. *Die Schwellung ist trügerisch für die Feststellung des Sitzes der Eiterung.* Die größte Schwellung entspricht dem lockersten, am meisten ausdehnungsfähigen Gewebe an der Streckseite der Hand und Finger. Dieser Ort *kann* mit dem Sitz der Infektion übereinstimmen. Da jedoch in der weitaus größten Mehrzahl der Fälle die Infektion an der Griffseite sitzt, ist die Schwellung ungeeignet zur topischen Diagnostik. Wer sich indes der Vorliebe der Schwellung bewußt ist für die Streckseite, kann aus dem Sitz der Schwellung allein in vielen Fällen die Art des Panaritiums diagnostizieren. Voraussetzung dazu ist der Vergleich mit der gesunden Seite, der, so leicht er ausführbar, so oft außer acht gelassen wird. Die sorgfältige Untersuchung mit dem Auge, das besonders die Schwellung

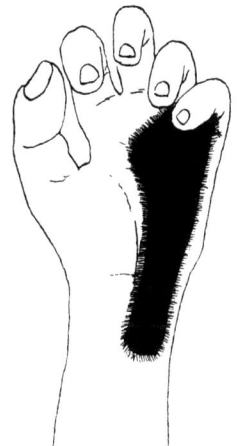

Abb. 35. Schmerzzone beim ulnaren Hohlhand-Sehnensack-Panaritium.
Modifiziert nach JOSEPH.

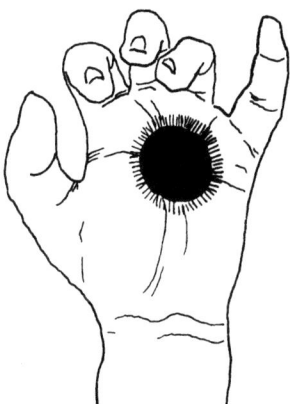

Abb. 36. Schmerzzone beim Mittelhohlhandraum-Panaritium.
Modifiziert nach JOSEPH.

beachtet, soll der Tastuntersuchung stets vorausgehen. Indes der Mangel sichtbarer Erscheinungen darf über die Diagnose allein nicht entscheiden. ,,Schmerz, Gefährlichkeit und Tieflage stehen im umgekehrten Verhältnis zum sichtbaren objektiven Befund" (HERRLEN).

Fluktuation endlich ist ein Spätzeichen. Sie ist nur zu erwarten bei gutartigen Entzündungen, wenn die Reaktion des umgebenden Gewebes geschwunden ist und die Eiterbildung zugenommen hat. Bei schweren Infektionen ist mit ihrem Erscheinen nicht zu rechnen. Bevor sie sich zeigt, beendet bei unbehandelten schweren Panaritien die allgemeine Blutinfektion das Krankheitsbild.

Das weiche Röntgenbild gibt beim Knochen- und Gelenkpanaritium die zuverlässigsten Auskünfte über den Stand der Zerstörung und Regeneration.

28. Verhütung des Panaritiums.

Vermeidung der Verletzung und Vermeidung ihrer Infektion sind die Handhaben zur Verhütung des Panaritiums.

Die Medizinalabteilung des Preußischen Kriegsministeriums drückt das in ihrem Erlaß vom 4. Februar 1890 aus wie folgt. ,,In der Regel werden als Ursache zur Entstehung der Fingergeschwüre (Panaritien) die bei den mannigfachen Verrichtungen in und außer Dienst vorkommenden, oft unscheinbaren Verletzungen angesprochen werden können, welche bei Mangel geeigneter Sauberkeit und Pflege dem Eindringen von Schmutz und Verunreinigungen ausgesetzt sind. Zur Verhütung der Fingergeschwüre ist daher die Reinhaltung der Hände und Aufmerksamkeit auf Abschürfungen, kleine Wunden usw. an den Händen erforderlich. Sache der Sanitätsoffiziere wird es sein, auf Grund dieser Erkenntnis der Einwirkung ihrer Truppenkommandos sich zu versichern, damit durch Belehrungen, durch Besichtigung der Hände bei den regelmäßigen Untersuchungen und beim Revierdienst und durch sonstige geeignete Maßnahmen die gesundheitsmäßige Pflege der Hände und Nägel und die sachgemäße Behandlung durchgeführt werden kann.

Auch hat die Erfahrung gelehrt, daß bei einem entstehenden Fingergeschwür um so eher auf völlige Wiederherstellung gerechnet werden kann, je früher dasselbe in ärztliche Behandlung kommt. Wenn es auch vom militärischen Standpunkte aus gefordert werden muß, daß die Mannschaften sich nicht schon bei geringer Schmerzhaftigkeit sofort krank melden, so liegt es doch auch — zur Vermeidung der nach Fingergeschwüren sonst so häufigen Dienstunbrauchbarkeit und Invalidität — im allgemeinen dienstlichen Interesse, daß eine rechtzeitige Untersuchung und Behandlung eines erkrankten Mannes herbeizuführen erstrebt wird. Bei den meisten Erkrankungen von Fingergeschwüren wird eine sofortige Behandlung im Lazarett die beste Gewähr für Wiederherstellung und Heilung bieten."

Zur Vermeidung der Verletzungen in industriellen Betrieben tragen außer den mancherlei Schutzmitteln systematische, langsam und schonend beginnende Übung und Abhärtung der Haut bei. Allzu zarte, verweichlichte Fingerhaut kann durch mäßigen Stoß oder Schlag schon verletzt werden. Stellt eine Tätigkeit, ohne daß vorsichtiges Einarbeiten erfolgt, zu große Anforderungen an die Haut, so treten Blasen oder Quetschungen auf statt schützender Schwielen.

Unter den gewerblichen Schutzmitteln spielt überall, wo es angängig ist, der Ersatz von Spitzen und Schärfen durch Abrundungen eine große Rolle. Besonders verdienstlich ist daher das Bestreben von KLAPP und REHN, den chirurgischen scharfen

Haken bei eitrigen Eingriffen durch abgestumpfte Formen (s. Abb. 37 u. 38) zu ersetzen.

Mancherlei gewerbliche Schutzmittel bewahren das Bedienungspersonal von Maschinen vor Verletzungen. Ihr Gebrauch bedarf der Überwachung.

Die Behandlung auch der kleinsten Wunde schützt vor ihrer Infektion. „Es wird mit scharfem Messer oder mit scharfer Schere die Epidermis rings um die kleine Schnitt- oder Stichverletzung (Nadel, Dorn usw.) abgetragen," empfiehlt RIEDEL, „damit die Wunde freiliegt, nicht von der Epidermis überragt wird. Bei Schrägschnitten in den Finger muß der spitz zulaufende Hautepidermislappen abgetragen werden, um die tiefste Stelle der Wunde freizulegen." RIEDEL nennt das „Planieren", „dann kommt ein Läppchen mit Borsalbe dick bestrichen auf die kleine Wunde. Ist sie 12 bis 24 Stunden vernachlässigt, so daß sich in ihr ein Tröpfchen Eiter entwickelt hat, so genügt immer noch Planieren der Wunde mit nachfolgendem Salbenverband."

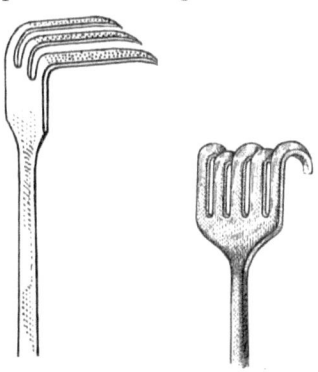

Abb. 37. Wundhaken nach KLAPP ohne Spitzen. Abb. 38. Wundhaken nach REHN ohne Spitzen.

Wesentlichere Verletzungen werden nach den oben gegebenen chirurgischen Gesichtspunkten behandelt (s. Abschn. B).

29. Panaritium und Unfall.

Zum Zustandekommen eines Panarituims gehört die Verletzung — die Zusammenhangstrennung der Haut — und ihre Infektion. Ist eine dieser beiden Voraussetzungen durch einen Unfall, das heißt durch ein plötzliches, in einen verhältnismäßig kurzen Zeitraum eingeschlossenes, die Gesundheit und damit die Erwerbsfähigkeit schädigendes Ereignis hervorgerufen, so liegt die Entschädigungspflicht des berufsgenossenschaftlichen Versicherungsträgers vor (RVA. Entsch. Ia 1730/23, 16).

Für den Nachweis eines ursächlichen Zusammenhangs eines Panaritiums mit einer bestimmten Verletzung muß vor allem — neben dem Nachweis des Tatbestandes — die zeitliche Verknüpfung gefordert werden. Gemeinhin folgt die Entzündung der Verletzung unmittelbar, so daß die Erscheinungen des Panaritiums in wenigen Tagen sich zeigen. Bei sehr virulenten Infektionen genügen 24 Stunden und weniger zur Entstehung einer schweren Entzündung. In anderen Fällen kann aber fraglos eine verschleppte subakute Infektion in einer Unfallwunde wochenlang bestehen und dann plötzlich beim Hinzutreten einer neuen Schädigung, eines akuten oder chronischen Traumas, zu schweren Folgen führen. THIEM verlangt, daß zwischen Unfall und Phlegmone höchstens 3 bis 4 Wochen verstreichen dürfen, wenn der Unfall als Ursache gelten soll. Im allgemeinen kann dem zugestimmt werden. Daß aber in Ausnahmefällen noch größere Zeitzwischenräume nicht unbedingt gegen den ursächlichen Zusammenhang sprechen, ist gewiß zuzugeben.

Die Schwierigkeit des Nachweises der Verletzung kann darin begründet sein, daß vorwiegend nicht aus den großen eindrucksamen Verletzungen, sondern besonders aus den kleinen belanglosen Schrunden, Stichen und Rissen Panaritien entstehen. Sie werden als unbedeutend erachtet. Sie führen daher nicht zur Unfallmeldung, meist auch nicht zur Notversorgung auf der Sanitätswache, vielleicht nicht mal zur eigenen Wahrnehmung.

Diese kleinsten Verletzungen können ebenso gut im bürgerlichen Leben erworben werden, wie bei der Betriebsarbeit. Das Reichsversicherungsamt hat daher in letztinstanzlichen Entscheidungen mehrfach einen schlüssigen Beweis der Entstehung der Verletzung bei der Werksarbeit gefordert (Entsch. des RVA. 16 Ia 1730/23 vom 26. Juli 1924 und Ia 6727/29 vom 11. November 1930 und aus neuester Zeit Entsch. des RVA. vom 8. März 1933 Ia 3435/318, sowie vom 3. Juli 1934 Ia 6243/328).

Dieser Beweis ist indes in nicht seltenen Fällen gar nicht zu führen, besonders dann nicht, wenn der Erwerb der Eingangspforte so wenig eindrucksam war, daß er sich der eigenen Wahrnehmung entzog[1].

Einen Ausweg hat das RVA. dadurch gefunden, daß es bei gewissen Berufsarten, die „fast während des ganzen Tages unter dem Schutze der Versicherung mit Gegenständen zu tun haben und

---

[1] Die ganze Schwierigkeit der ärztlichen Beurteilung hat H. DÜRCK in einem Gutachten beleuchtet, das in der Monatsschrift für Unfallheilkunde 1932, S. 1 mitgeteilt ist.

in Berührung kommen, die Hautrisse und Hautverunreinigungen hervorzurufen geeignet sind", von diesem strengen Nachweis absieht. Bis jetzt ist der Kreis dieser Berufsarten sehr eng gezogen und nur auf bestimmte Gruppen landwirtschaftlich Tätiger ausgedehnt. Zu ihnen gehören landwirtschaftliche Kleinbauern und ihre Angehörigen, die „fast den ganzen Tag mit landwirtschaftlichen und hauswirtschaftlichen, von der Landwirtschaft schwer trennbaren Verrichtungen beschäftigt" sind (Entsch. des RVA. vom 19. Juli 1924 Ia 613/24), sowie landwirtschaftliche Tagelöhner. — Der „Verstorbene war täglich von morgens 5 Uhr bis abends 10 Uhr bei dem Landwirt K. als Tagelöhner tätig" (Entscheidung des Badischen Land-VA. 20. November 1930 Nr. 109,30).

Auf gewerbliche Arbeiter diese mildere Auffassung auszudehnen, ist vom RVA. ausdrücklich abgelehnt worden.

Als Leitsätze für die Beurteilung des ursächlichen Zusammenhanges eines Panaritiums mit der Beschäftigung im Betriebe können also folgende Sätze gelten. Sie sind unter Benutzung der von WETTE[1] gewonnenen Schlußsätze aufgestellt.

1. Für die Anerkennung eines Panaritiums als Unfallfolge ist ein strenger Nachweis dafür zu verlangen, daß entweder die Hautschädigung oder die Infektion durch die Betriebsarbeit erfolgt ist. Niemals genügt die Möglichkeit.

2. Für das RVA. ist die Begründung, daß „beim Arbeiter im allgemeinen die Wahrscheinlichkeit der Infektion im Betriebe größer ist als diejenige außerhalb desselben" (LINIGER, MOLINEUS) auch dann unzureichend, wenn aus der Art der Betriebstätigkeit auf eine besondere Gefährdung der Hände geschlossen werden muß.

3. Von dem Erfordernis des strengen Zusammenhangsnachweises werden bei bestimmten landwirtschaftlich Tätigen Ausnahmen zugelassen, wenn die außerberufliche Tätigkeit gegen die berufliche völlig zurücktritt. In solchen Fällen können die Entschädigungsansprüche nur abgelehnt werden, wenn die Entstehung der Erkrankung außerhalb des Betriebes wahrscheinlich gemacht werden kann.

30. Allgemeinbehandlung des Panaritiums.

Entfernung und Abtötung der Eitererreger, sowie Steigerung der allgemeinen und örtlichen Widerstandsfähigkeit des Er-

---

[1] Mschr. Unfallheilk. 1932, S. 11.

krankten sind die großen Gesichtspunkte jeder Panaritiumbehandlung.

Der zweite Teil dieser Maßnahmen, die Steigerung der Kampffähigkeit des Gewebes, tritt bei akuten Infektionen und Eiterungen zurück. Die Entfernung der Eitererreger beherrscht das chirurgische Vorgehen. Es ist aber ebenso falsch, die Hilfsmittel zur Gewebsanfeuerung ganz außer acht zu lassen, wie im falschen Vertrauen auf ihre Wirksamkeit rein chirurgische Maßnahmen zu vernachlässigen oder auch nur zu verschieben.

Zur *Hebung der allgemeinen Widerstandsfähigkeit* müssen die Kräfte geschont werden. Der Kranke mit akutem tiefen Panaritium gehört ins Bett. Ernährung und Stuhlgang sind zu regeln. Der nächtliche Schlaf muß gesichert werden. Bei erheblichen Schmerzen lassen sich betäubende Mittel nicht umgehen.

Die Kost sei mineralien- und vitaminreich, sowie kochsalzarm. Gemüse, Obst und Früchte sind ihre Hauptbestandteile. Butter und Eier sind reichlich, Fleisch nicht zu spärlich zuzuführen. Saure Getränke, besonders unter Beimischung von Fruchtsäften, ergänzen vorzüglich bei Fieber den hohen Flüssigkeitsverbrauch. Bei hohem Fieber ist Breikost angezeigt.

Die GERSON-SAUERBRUCH-Säureüberschuß-Diät zielt mehr auf chronische krankhafte Zustände. Beim akuten Panaritium ist von ihr ein in die Wagschale fallender Einfluß nicht zu erwarten.

Steter Aufsicht bedarf die regelmäßige Stuhlentleerung. Unter Fieber und unter Bettruhe, besonders wenn beides zusammenkommt, stellt sich meist schnell Verstopfung ein. Abführmittel, von denen dem altbewährten Ricinusöl der Vorzug gebührt, entleeren die Schlacken, heben das Befinden, helfen Lungenkomplikationen verhüten und das Fieber mäßigen.

Treten septische Zustände auf, so ist die *Alkalisierung* des Blutes von günstigem Einfluß. VORSCHÜTZ gibt täglich 10 bis 20 g Natriumbicarbonat in Milch oder in alkalischen Wässern. BUZELLO spritzt täglich in leichten Fällen einmal, in schweren Fällen zweimal 10 g Urotropinlösung in die Vene (Sol. Urotropin 40% in Ringerlösung 100,0 steril!).

Weniger erfolgreich hat sich die parenterale Reizkörperbehandlung erwiesen. Daß sie erhebliche Wirkungen aufzubringen vermag, hat BIER durch seine Einspritzung von Tierblut gezeigt. Auch werden aus anderen Disziplinen günstige Erfolge von Einspritzungen von Eiweißstoffen, Milch und Terpentin, sowie von Yatren berichtet. Beim Panaritium und panaritiellen septischen Zuständen haben sich nur in chronischen, torpiden Fällen günstige Einwirkungen ergeben.

Ähnliches gilt von Einspritzungen von Silbersalzen jeder Art. Sie sind immer wieder empfohlen worden. Handelte es sich um ernste Zustände, bei denen trotz genügender Herdöffnung das Eiterfieber andauerte, habe ich von ihnen sichere Erfolge nicht gesehen.

Auch die Vaccine- und Serumbehandlung, sowie die Autopyotherapie hat überzeugenden Einfluß nicht auszuüben vermocht.

Wenn allen diesen Verfahren sichere Erfolge nicht zuerkannt werden, dann soll das nicht heißen, daß sie nicht angewandt werden sollen. Am Panaritium sterben mindestens ebensoviel Menschen wie an der Appendicitis. In den verzweifelten Fällen schwerer panaritieller Erkrankungen sind alle Mittel recht, von denen nur eine Möglichkeit des günstigen Einflusses zu erwarten ist. Indes darf man nicht erwarten, daß sie irgendwie als nötig erkannte chirurgische Maßnahmen überflüssig machen. Unter keiner Bedingung dürfen sie ablenken von irgend einer örtlichen Vorsorge.

Eine praktisch fühlbare Hebung der örtlichen Gewebswiderstandsfähigkeit ist bis jetzt nicht erreicht. Das Panaritium kann aber trotz chirurgischer Vorsorge eine so furchtbare Krankheit werden, daß es falsch wäre, nicht alle Mittel auch zur Hebung der örtlichen Widerstandsfähigkeit zu beachten.

Daß der feuchte Verband und der Alkoholverband das beginnende Panaritium zur Zurückbildung bringen können, ist sicher erprobt. In den ersten Anfängen der oberflächlichen Panaritien, aber nur in den *allerersten Anfängen* können sie verwendet werden.

Carbolwasser ist für den Finger gefährlich. Physiologische Kochsalzlösung (etwa ein Teelöffel Kochsalz auf einen Liter Wasser). Kamillenabkochung, 3% Borsäurelösung, auch heiß verordnet, sind die besten Mittel. 95%ige Spiritusverbände unter perforiertem Billrothbatist sollen nur für Stunden angeordnet werden. Zweckmäßig wird der feuchte Verband ohne wasserdichten Stoff angelegt und durch 3stündliches Nachgießen des Wundwassers feucht erhalten.

Unter keiner Bedingung darf der Verband irgendwo schnüren oder zu fest angezogen werden. In der Schwierigkeit des Verbandes liegt die Gefahr des Hochbindens der erkrankten Hand.

Sonnen-, Höhensonnen- und Lichtbehandlung spielen im Frühstadium keine Rolle. Ich benutze sie gern zur Austrocknung schlaffer, schlecht heilender Restwunden und Wundflächen.

Der an sich unbestreitbare Nutzen der Röntgenbehandlung eitriger Entzündungen (HEIDENHAIN und FRIED) hat beim Panaritium zu überzeugenden Fortschritten nicht beigetragen.

Kurzwellendiathermie hat trotz einiger Empfehlungen (bes. SCHLIEPHACKE) überzeugende Erfolge in der Behandlung eitriger Panaritien nicht aufzuweisen (LOB).

Die BIERsche Stauung hat sich nur in ganz bestimmten Fällen zu behaupten vermocht. Besonders beim beginnenden schweren lymphangitischen Panaritium (Ärztepanaritium) und im chronischen Ablaufstadium des Sehnen- und Knochenpanaritiums ist sie von Nutzen.

An der Stauung ist viel gearbeitet worden. Man gestaltete sie rhythmisch und führte zu ihrer Erzielung Apparate ein. Der Begriff der optimalen Stauung (ZUR VERTH) wurde fast vergessen, und doch würde die Beachtung dieses Begriffes dazu beitragen, die Stauung in die Hand jedes Arztes zu geben. Die optimale Stauung arbeitet mit einem Stauungsdruck nahe dem jedesmaligen minimalen Blutdruck. Sie staut die Lymphabfuhr, nicht aber den abführenden und besonders nicht den zuführenden Blutkreislauf.

Technik der Stauung. Zur Erzielung einer heißen Stauung wird die dünne, 1,2 m lange MARTINsche Gummibinde in fünf bis sechs sich zum Teil deckenden Runden glatt und faltenlos um den fleischigsten Teil des Oberarms gelegt. Bei empfindlicher Haut, die zur Schweißfrieselbildung unter der Gummibinde neigt, wird die Haut gepudert und zunächst glatt mit einer Mullbinde oder Flanellbinde bedeckt. Für die richtige Lage der Binde sprechen objektive und subjektive Zeichen. Objektiv muß der Puls in voller Höhe jenseits der Binde fühlbar sein. Ein vorzügliches Zeichen für die zu starke Zuschnürung der Binde ist das mittels Membranstethoskop über der Arterie hörbare, mit der Pulsation synchrone Geräusch. Nach dem Vorgang von KOROTKOW wird es vielfach zur Blutdruckbestimmung benutzt. Ist es vorhanden, so liegt der Druck, mit dem die Gummibinde abschnürt, oberhalb des diastolischen Blutdrucks, die optimale Stauung ist überschritten (ZUR VERTH). Fehlt es, so kann die Stauung richtig dosiert sein, zu locker oder zu fest liegen. Zu große Lose der Stauung wird angezeigt durch das Ausbleiben der unmittelbaren Stauungswirkung. Die Hand muß sich röten, die oberflächlichen Venen müssen sich füllen, langsam muß sich ein ausgeprägtes Ödem einstellen. Umschriebene rote Flecke in der Haut sprechen für zu feste Schnürung. Von den subjektiven Zeichen ist die bald nach Anlage der Stauungsbinde eintretende Schmerzlosigkeit der Phlegmone das Wesentlichste. Die Binde selbst darf nicht störend drücken. Liegt die Binde zu fest, so daß das KOROTKOWsche Geräusch nicht mehr hörbar ist, und der Puls nicht mehr fühlbar ist, dann fordert der überaus starke Schmerz schnell zur schleunigen Lockerung auf.

Die Stauung soll 20 bis 22 Stunden am Tage wirken. Die Hand wird dabei möglichst bequem auf Kissen gelagert oder im Tuch getragen. In den restlichen 2 bis 4 Stunden des Tages wird die Hand hochgelagert, damit das oft gewaltige Ödem abläuft.

Alle diese Maßnahmen dürfen den *Eingriff* nicht aufhalten. Jeder Eingriff beim Panaritium, auch beim subcutanen Panaritium, ist eine Operation. Er verlangt alle Vorbereitungen, wie sie die Operation erfordert. Chirurgische Zurichtung, Assistenz, Schwesternhilfe müssen genügend zur Verfügung stehen. Der Kranke ist am besten auf dem Operationstisch horizontal zu lagern. Der Arzt bereitet sich vor wie zu jeder Operation. Gummihandschuhe schützen seine Hände.

Die zweite Voraussetzung zum Eingriff ist genügende Schmerzausschaltung. Die Vereisung bedeutet keine genügende Schmerzausschaltung. Daß die örtliche Betäubung auch im Gebiet der Entzündung im allgemeinen gefahrlos ist, kann als erwiesen gelten. Indes ist die Leitungsanästhesie am Finger im Sinne der OBERSTschen Anästhesie, an der Hand im Sinne der Plexusanästhesie, vorzuziehen. Bei endständigen Panaritien, besonders beim Nagelpanaritium, hat sich die OBERSTsche Betäubung vielfach behauptet.

In der Jetztzeit haben die Kurznarkosen mit Evipannatrium und mit Eunarkon die örtliche Betäubung und den Rausch fast verdrängt. Die Kurznarkosen haben sich, richtig dosiert und richtig angewandt, als genügend ungefährlich erwiesen. Ihre zeitliche Ausdehnung langt im allgemeinen zur ausgiebigen Öffnung, auch zu zusätzlichen Eingriffen, zu denen die Einsicht bei der Operation zwingen kann.

Ungenügende Schmerzausschaltung verhindert genügende Einsicht und verführt zu ungenügendem Eingriff. Sie kann Ausbreitung des eitrigen Prozesses zur Folge haben und zu den schwersten Folgerungen führen.

Blutleere erleichtert den Eingriff und die Beurteilung des Gewebes. Sie sollte nicht versäumt werden.

Der erste Eingriff muß sicher ausreichen. Wiederholte Operationen sind meist das Zeichen eines ungenügenden Primäreingriffes. Gerade am Finger gehört zum ersten Eingriff beim subcutanen Panaritium die Exstirpation der Nekrose.

Beginnt der Eingriff im hochgradig infizierten Gewebe, so sind beim Übergang auf weniger sicher oder weniger hochgradig infizierte Gewebe frische Instrumente erforderlich.

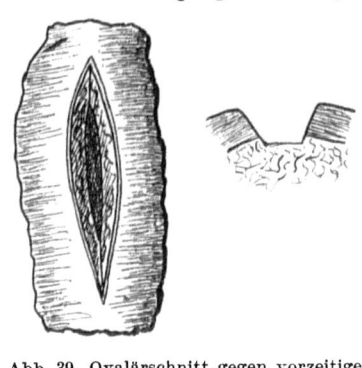

Abb. 39. Ovalärschnitt gegen vorzeitiges Verkleben der Schnittwunden.

Jeden Hautschnitt lege ich ovalär an (s. Abb. 39). Der fischmaulförmige Ovalärschnitt opfert zwar etwas Haut über dem Herd, dafür verhindert er aber zunächst das lästige Verkleben der Wundränder. Die Narbe nach dem Ovalärschnitt unterscheidet sich nicht von der Narbe nach dem linearen Schnitt. Nicht der Substanzverlust ist für ihre Beschaffenheit maßgebend, sondern die Art des Schnittes, die spätere Behandlung der Schnittöffnung, sowie die Dauer und Art der Eiterabsonderung.

Wie jede operative Schädigung der hochempfindlichen Sehnen, Sehnenscheiden, Gelenkumhüllung und Knochen durch Pinzettendruck und Hakenzug auf das unbedingt nötige Maß zurückgeführt werden muß, so ist jede Drainage für diese Organe unheilvoll. Zur Offenhaltung der Wunde genügt meist der Ovalärschnitt oder, wenn die Gefahr des Verklebens vorliegt, die Einlegung eines dünnen Handschuhgummistreifens. Der Handschuhgummi läßt sich durch einige Minuten langes Kochen sterilisieren. Auch ein mit Salbe beschickter dünner Mullstreifen kann zum Offenhalten Verwendung finden.

Jede Entzündung, besonders das Panaritium, bedarf unbedingter Ruhigstellung. Bei schwerer Infektion, bei der Bettruhe beobachtet wird, sind Schienen nicht erforderlich. Die auf Kissen neben dem Körper des Kranken hochgelagerte Hand wird von selbst ruhig gehalten. Das Hochbinden empfiehlt sich nicht. Auf die Gefahren der Einschnürung im Verbande beim Hochbinden der Hand habe ich schon hingewiesen. Nach dem Aufstehen kann Hochlagerung der Hand auf der Schulterabduktionsschiene zweckmäßig sein. Bei nicht so bösartigen Panaritien der Finger ist die BÖHLER- oder KIENLE-Schiene, die den Finger in leichter Beugestellung seiner drei Gelenke bringt, das zweckmäßigste Feststellungsmittel (s. S. 18). Schulter und Ellenbogen müssen täglich bewegt werden. Auch die nicht erkrankten Finger werden zum mindesten bei jedem Verbandwechsel geübt.

Neben unzulässiger Bewegung der erkrankten Teile stört zu häufiger Verbandswechsel die Ruhe der Wunde. Gewiß bedarf zu Zeiten der Gefahr oder der Unsicherheit die erkrankte Hand täglicher Besichtigung und Prüfung; die immer erneute Prüfung muß so schonend wie möglich vorgenommen werden. Sobald die Gefahr indes vorüber ist, wird der Verband in Zwischenräumen von mehreren Tagen schonend gewechselt. Neben der Ruhe der Wunde dienen längere Zeiträume zwischen den Verbänden der Beruhigung der Kranken.

Beim Sehnen- und Gelenkpanaritium ist Versteifung des Fingers nicht immer zu vermeiden. Die günstigste Versteifungsstellung ist eine leichte Beugestellung von etwa 30—40° in allen Gelenken. Sie muß frühzeitig im Verband vorgesehen werden.

Günstiger als die Fingerversteifung ist besonders für den Handarbeiter beim dreigliedrigen Finger der Fingerverlust. Über die Absetzung des Fingers wird in einem besonderen Kapitel (Abschnitt D) gesprochen.

Wenn somit die Hilfsmittel zur Hebung der örtlichen Widerstandsfähigkeit zur Zeit keine Empfehlung erfahren können und die Mittel zur Hebung der allgemeinen Widerstandsfähigkeit nur insofern empfohlen werden, als sie dem natürlichen ärztlichen Gefühl entsprechen, so bedingt das nicht, daß nicht alle einschlägigen Ergebnisse der experimentellen Medizin, besonders der experimentellen Pharmakologie und Serologie auf das sorgfältigste beobachtet werden müssen.

Der chirurgischen Behandlung des Panaritiums könnte keine größere Hilfe werden, als eine wirksame Belebung und Erhöhung der allgemeinen und örtlichen Abwehrkräfte. Die sorgfältige

Beobachtung und möglichste Förderung aller dahin zielenden Bestrebungen ist Pflicht eines jeden, der Panaritien behandelt. *Bis jetzt aber steht die rein chirurgische Behandlung des Panaritiums im Mittelpunkt.*

Behandlung der einzelnen Formen des Panaritiums.

31. Das Hautpanaritium (Panaritium cutaneum)

spielt sich innerhalb der Haut ab. Ein im Beginn trübseröses Exsudat hebt die schlaffe Epidermis flach blasenförmig von der Unterhaut ab. Die gerötete Unterhaut schimmert durch. Im Verlauf wird das Exsudat eitrig. Die dicke Hornschicht an der Beugeseite der Finger verhindert das Bersten der Blase und die nach dem Bersten an anderen Stellen gewohnte Verkrustung. Die Abhebung schreitet schnell an einer Seite fort, während die Blasen an anderen Stellen eintrocknen.

Mit der Impetigo hat das Panaritium cutaneum vor allem die *Übertragbarkeit* gemein. Man findet das Panaritium cutaneum besonders bei unreinlichen Kranken, die an anderen Eiterungen leiden und mit dem Eiter ihre Hände besudeln. Nicht selten tritt es neben Panaritien anderer Art als unbequeme aber harmlose Nebenerkrankung auf.

Auch als Komplikation von *Gonokokkeneiterungen* kommt ein kutanes Panaritium vor. In dem gelbeitrigen Blaseninhalt findet sich eine Reinkultur von Gonokokken.

Behandlung. Die Blasen werden bis auf den Rand abgetragen, das Sekret wird abgetupft, die vorliegende Unterhaut und die umgebende Haut wird mit Jodtinktur gepinselt. Ein Pastenverband über die erkrankte Stelle verhindert die Verstreuung des Eiters.

Daneben tut das ganze Heer der antibakteriellen Salben, Lösungen, Schüttelmixturen usw. seine Dienste. Feuchte Verbände mit essigsaurer Tonerde, Borwasser, 1%iges Resorcin, weiße Präcipitatsalbe, Bor-Resorcin, sowie die Zinnober-Schwefelsalben werden empfohlen.

32. Das Unterhautpanaritium (Panaritium subcutaneum)

ist die häufigste panaritielle Erkrankung. An einer umschriebenen Stelle der Fingerbeugeseite, meist am Nagelglied oder am Mittelglied, oft unter einer kleinen vernarbenden Wunde, bildet sich eine ausgeprägte Schmerzhaftigkeit, die lebhaft klopft (s. Abb. 34 Daumen). Der Schmerzhaftigkeit entsprechend zeigt sich eine Schwellung des Fingers, deren Zunahme zunächst durch die straff gespannte Haut gehindert wird. An zarten Fingern wird die Hautrötung nicht vermißt,

Das Unterhautpanaritium (Panaritium subcutaneum). 103

während sie am schwieligen Finger des werktätigen Menschen durch den nicht durchscheinenden, schmutziggrauen oder nach der Berufsart andersartig gefärbten Schwielenüberzug verdeckt wird. Der geringen Schwellung der Beugeseite am Sitz des Panaritiums entspricht im weiteren Verlauf ein lebhaftes Ödem der Streckseite, an der weniger Hindernisse für das Auftreten entzündlicher Ausschwitzung vorhanden sind. Die Körperwärme kann gesteigert sein. Frost kann das Panaritium einleiten.

Die *Diagnose* des subcutanen Panaritiums stützt sich besonders auf Klagen über spontane Schmerzen und auf Druckschmerz an umschriebener Stelle, entsprechend dem Nekroseherd. Bewegungen des benachbarten Fingergelenks oder beim Sitz mitten zwischen zwei Gelenken der benachbarten Fingergelenke werden möglichst vermieden, erfolgen aber meist auf Zureden. Passive Bewegungen dieser Gelenke sind wenig empfindlich.

Die *Behandlung* des Unterhautpanaritiums erfordert den frühzeitigen Einschnitt.

Jeder Einschnitt in das Panaritium ist ein chirurgischer Eingriff .... Die Vorbereitungen vor dem Eingriff sind durchaus der vor jeder größeren Operation gleich. Es ist ein nicht genug zu betonender Fehler, in das subcutane Panaritium schnell, gewissermaßen im Vorbeigehen, ohne technische Vorbereitungen und ohne Schmerzbetäubung einzuschneiden. Nur ausnahmsweise erfüllt der so angelegte Einschnitt seinen Zweck. Sicher aber hält er den Kranken und seine Umgebung, soweit er sie beeinflußt, beim nächsten Panaritium dem Arzte oder wenigstens diesem Arzte fern, bis es zu spät ist. Nur der unter Schmerzbetäubung mit allen erreichbaren technischen Hilfsmitteln gemachte Schnitt kann seinem Zweck völlig angepaßt werden.

Der Panaritiumkranke soll vor dem Eingriff liegen. Nur wenn jede technische Möglichkeit zum Hinlegen fehlt, mag vor dem Einschnitt ins subcutane Panaritium der Stuhl mit Lehne genügen.

Schmerzbetäubung ist vor jedem Eingriff beim Panaritium erforderlich. Das Verfahren der Wahl ist die schnell vorübergehende Kurznarkose; auch sind die unmittelbare Umspritzung des Herdes die Leitungsanästhesie nach OBERST, wie der Äther- oder Chloräthylrausch verwendbar (s. Stück 30).

Die unmittelbare Umspritzung des Entzündungsherdes hat für Anhänger der Vucin- und Rivanolbehandlung den Vorteil, daß sie sich mit der Heranführung dieser Mittel an den Herd kombinieren läßt.

Grundsätzlich wird unter Abschluß der Blutzufuhr operiert.
Ein Assistent zum Hakenhalten ist dringend erforderlich.

Diese allgemeinen Vorbereitungen sind so wichtig und werden so oft zum Schaden des Kranken vernachlässigt, daß die Notwendigkeit ihrer peinlichen Innehaltung immer wieder betont werden muß. Nur wenn alles vorbereitet ist, verläuft der Eingriff ruhig und nur der ruhige Eingriff erfüllt seinen Zweck.

Wenn nicht die alte Verletzung als Eingangspforte der Infektion oder eine Eiterbildung den Ort des Herdes verrät, wird beim Unterhautpanaritium der Einschnitt am Ort des stärksten Druckschmerzes meist in der Längsrichtung des Fingers angelegt. An der Fingerbeere empfiehlt sich der querverlaufende Einschnitt. Seine Narbe stört die Tastfläche weniger als der Längsschnitt. Es genügt nicht, daß nach dem Schnitt Eiter hervorquillt. Der Herd muß ausgiebig freigelegt und möglichst entfernt werden. Doch braucht der Schnitt nicht über den Granulationswall hinaus ins Gesunde zu reichen. Die Eiterhöhle wird nach Beiseiteziehung der Haut mittels zweier kleiner Haken besichtigt. Sanfter Druck mittels Tupfer seitwärts des Schnittes fördert die gelöste Nekrose und Eiter zutage. Die noch nicht gelöste Nekrose wird wie ein kleiner Tumor ausgelöst.

Tamponiert wird nicht. Der vollgesogene, getrocknete Mull des Tampons wirkt wie ein Kork auf der Flasche. Verhaltung wird durch die ovaläre Anlage des Schnittes, Fischmaulschnitt (ZUR VERTH), verhindert.

Der nach ZUR VERTH angelegte Schnitt spaltet nicht nur die Hautbedeckung des Herdes, sondern entfernt einen schmalen Teil dieser Bedeckung. Aus dem Spalt wird ein ovales Fenster. Das Messer wird schief gehalten, die Schneide zum Mittelpunkt des Herdes hin, so daß der entfernte Hautteil keilförmige Gestalt hat. Die Basis des Keils liegt an der Hautoberfläche. Er verschmälert sich zur Tiefe hin. KLAPP erweitert den ovalären Schnitt zu einem runden „Topfdeckelschnitt". Er ähnelt „einem Topf, dem man den Deckel abgenommen hat".

Das „Reifenlassen" der Nekrose — in vielen Fällen gewiß der beste Weg zu ihrer Entfernung — hat beim Unterhautpanaritium seine Gefahren. Die Entfernung der Nekrose schaltet die Gefährdung von Knochen- und Sehnenscheide aus, an die die Basis der Nekrose häufig heranreicht. Besonders die Erfahrung, daß die Nekrose an der Oberfläche noch tage- bis wochenlang trocken bleiben kann, während sie sich an der Basis verflüssigt, so daß Eiterspeicherung in der Tiefe eintritt, spricht für die primäre Entfernung der Nekrose, die bei allen schweren und stürmischen subcutanen Panaritien (besonders Infektionen des Heilpersonals) das Normalverfahren bilden sollte. Je früher die Eröffnung vorgenommen wird, desto häufiger werden trockene Nekrosen, kenntlich an der opaken hellgraugelben Färbung des Gewebes, aufgedeckt.

Die *Nachbehandlung* richtet sich nach der Art der Nekrose. Ist die reife Nekrose entfernt, so tritt unter zunächst täglichen trockenen Verbänden mit sterilem Mull, nach Versiegen der Eiterung unter mehrtägigen Verbänden mit Wundpasten schnelle Heilung ein. Die Narbe wird auch nach dem Ovalärschnitt nicht breiter, als wenn nur eine Spaltung der Haut vorgenommen wäre. Die Schnelligkeit der Heilung macht sie weicher und besser zur Arbeit brauchbar als die Spaltungsnarbe, bei der oft längere Absonderung in den Kauf genommen werden muß. Nach der Excision der trockenen Nekrose bedeckt sich die Wunde gewöhnlich rasch mit frischen Granulationen und kommt schnell zur Überhäutung. In anderen Fällen kommen noch kleine Gewebsfetzen zur Abstoßung. Die Heilung ist meist in 1 bis 2 Wochen beendet.

Haftet die Nekrose noch, so sind hyperämisierende Mittel zu ihrer Verflüssigung und Ausstoßung am Platze. Täglich wiederholte Heißluftbäder oder heiße Kochsalzbäder, feuchte Verbände, Breiumschläge oder Alkoholverbände haben sich bewährt. Der Stauung nach BIER werden gute Erfolge, vor allem eine Verkürzung der Behandlungsdauer zugeschrieben. Auf die Technik der Stauung und des Heißluftbades bin ich oben bei der Behandlung im allgemeinen S. 98 eingegangen. KLAPP empfiehlt auch die Reizbehandlung mit Terpentinemulsion nach DÖNITZ (Terebinthinae rectific. 10,0, Pulv. gummi arabic. 5,0, Aqua dest. ad 100,0), die die Gewebe zur Exsudation reizt und die Abstoßung der Nekrosen beschleunigt. Der Einschnitt wird mit Mull, der in Terpentinemulsion getaucht ist, locker gefüllt und dann ohne wasserdichten Verbandstoff steril verbunden.

Die *Prognose* des subcutanen Panaritiums ist gut. Kaum jemals führt es zum Tode oder zu Funktionsstörungen. Seine Gefahr liegt im Übergang zu einer der schweren Formen, wenn es vernachlässigt, gar nicht oder unzureichend geöffnet wird. Narben nach unzweckmäßig angelegten Schnitten können besonders an der Fingerkuppe die Brauchbarkeit des Fingers stören.

106 Behandlung der einzelnen Formen des Panaritiums.

Melkerpanaritium.

Ein als Gewerbekrankheit beachtliches Unterhautpanaritium eigener Art wird bei Melkern und Melkerinnen beobachtet. Die Hände und Finger der Melker sind gewöhnlich von dicken Schwielen bedeckt, in denen sich oft tiefe Risse bilden. In diese Risse werden beim Melken feine 2—3 mm lange, hellfarbige Härchen vom Euter der Kühe hereingerieben. Es entstehen chronische Entzündungsherde, die mehr oder weniger tief in das Unterhautgewebe eindringen und sich mit schmierigen Granulationen bedecken.

Behandlung: Mit Fischmaulschnitt wird der Herd freigelegt. Die eingedrungenen Härchen müssen sorgfältig entfernt werden. Oft empfiehlt sich die Benutzung des scharfen Löffels.

Das Melkerpanaritium ist nicht zu verwechseln mit dem

Melkerknoten,

einer 1899 von WINTERNITZ beschriebenen infektiösen Berufskrankheit der Melker. Ansteckungsquelle ist das Rind. Das Virus ist noch nicht sicher erforscht (Variola vaccina, Paravaccine, Aphthen-virus?). Es handelt sich um meist einzeln vorwiegend an der Streckseite der Finger auftretende, erbsen- bis kirschgroße, auf normaler Haut sitzende, leicht eingedellte Knoten mit verdickter Hornschicht, die im Verlauf warzenähnlich aussehen können. Inkubationszeit 7 bis 10 Tage. Die Knoten bilden sich nach 3 bis 6 Wochen spontan zurück, ohne eine Narbe zu hinterlassen. Mit ihrem Auftreten können leichte Allgemeinerscheinungen verbunden sein. Pathologisch-anatomisch findet sich ein infektiöses Granulom mit einer hyperplastischen Reaktion der Epidermis.

Milzbrand

kann sich in Form des Milzbrandkarbunkels,

Rotz

in Form des Rotzknotens und des Rotzgeschwürs zunächst an den Händen ansiedeln. Ihre charakteristischen örtlichen und allgemeinen Eigenschaften, Aufmerksamkeit auf den Beruf und sonstige ursächlichen Verhältnisse, endlich das Kulturverfahren sichern die Diagnose. Mechanische Reizungen, Einschnitte, Scheuern, Drücken sind beim Milzbrandkarbunkel schwere Fehler, während beim Rotz Ausschneiden der Knoten und Ätzung der Geschwüre mit Chlorzink empfohlen wird. Die Allgemeinbehandlung steht bei beiden Erkrankungen im Vordergrund (Milzbrand: Serum, Antimon; Rotz, Quecksilber, Jod, Schwefel).

Örtliche Infekte der

Maul- und Klauenseuche

kommen in der Hand besonders der Melker in Form von Aphthen mit dem Lieblingssitz um die Fingernägel und Fingerkuppen und in Form von blaurot verfärbten kugeligen Infiltraten mit zentraler blasenförmiger Aufhellung vor (ISRAEL, SIEBEN). Behandlung örtlich schonend und Salvarsankur.

33. Das Nagelpanaritium (Paronychie)

ist ein Unterhautpanaritium, das durch die eigentümliche anatomische Organanordnung an seinem Sitz charakteristische Züge erhält. Es kann vorwiegend den Nagelwall befallen (eigentliche Paronychie), vorwiegend unter dem Nagel seinen Sitz haben (subunguales Panaritium) oder sich vorwiegend im Nachbargewebe des Nagels niederlassen (parunguales Panaritium). Das eine kann sich aus dem anderen entwickeln.

Besonders auch Chirurgen und chirurgisches Pflegepersonal sind Verletzungen ihrer Hautdecke (Niednagel) und der Infektion kleiner Wunden in der Umgebung des Nagels ausgesetzt.

Die Paronychie der Säuglinge geht auf die Bevorzugung eines bestimmten Fingers zum Lutschen zurück. Auf die Paronychie im Gärungsprozeß usw. gehe ich später ein.

Schwere Nagelpanaritien kann die von sogenannten Manikuren ausgeübte Nagelpflege setzen. Epidemieähnliche Ausbreitung ist in solchen Fällen möglich.

Nagelpanaritien können sich an Fremdkörper anschließen, die unter den Nagel eindringen. Bevorzugt sind Kegelschieber und Scheuerfrauen. Holzsplitter sind die häufigste Ursache. Fischgräten, Metallsplitter, Ährenteile, Steinchen mit Erde vermischt kommen vor.

Nicht selten wird ein Finger nach dem andern befallen. Die

Paronychie

macht gewöhnlich weder Fieber, besonders kein hohes Fieber, noch wesentliche Schmerzen. Geringe Schwellung und Rötung des Nagelwalls oder seiner unmittelbaren Nachbarschaft oft auf einer Seite, hin und wieder langsam oder schnell auf die andere Seite übergehend, sind die objektiven Zeichen. Jucken und Brennen des entzündeten Walls verleiten den Träger, durch Kratzen oder Druck auf die entzündete Stelle die störende Sensation zu betäuben. Nicht selten bahnt sich der Eiter durch die zarte Haut zu dem unter dem Nagelwall verborgenen Teil der Nagelwurzel seinen Weg, tritt am Rande des Nagelwalls zutage und trocknet dort zu einer Kruste ein.

Behandlung. In seltenen Fällen heilt das im Beginn stehende Panaritium, nachdem sich einige Tropfen trüben Sekrets oder Eiter entleert haben, von selbst. Meist schreitet es fort, trotz der an umschriebener Stelle erfolgten Entleerung des Eiters. Feuchte Verbände, besonders heiße feuchte Verbände (Bleiwasser, essigsaure Tonerde, Borwasser, cave Carbolwasser!) können die Entzündung im ersten Beginn zum Verschwinden bringen. Besser wirken 50 bis 80%ige Alkoholverbände unter wasserdichtem Verbandstoff, die zweimal täglich erneuert werden und zur Verhinderung von Hautschädigungen nachts durch Salbenverband ersetzt werden.

Dauer-Alkoholverbände unter wasserdichtem Verbandstoff können ähnlich der Carbolgangrän dem Finger gefährlich werden.

Nicht selten versagen jedoch diese Versuche. Ein Verfahren, das sich auch in späteren Stadien noch bewährt hat, ist der Okklusivverband mit grauer Salbe. Der Nagel und seine Umgebung werden mit einer dicken Schicht grauer Salbe bedeckt. Sie wird mittels einiger Rundtouren eines Heftplasterstreifens und einer Längstour über die Fingerkuppe vom Luftzutritt abgeschlossen. Der Finger wird dann in Mittelstellung ruhiggestellt. Der Verband bleibt lange liegen, bis 8 Tage, und wird hartnäckig fortgesetzt, selbst wenn sich das Panaritium zunächst fortentwickelt. Ich habe mit diesem Verfahren recht gute Erfolge erzielt. Läßt sich von der Seite kein Eiter mehr neben dem Nagel oder neben den Granulationen vordrücken, so muß der graue Salbenverband durch den trockenen oder durch den Streupulververband ersetzt werden. Während unter dem reizenden Quecksilberverband die Granulationen sich vergrößern und ständig absondern, trocknen sie unter austrocknenden Verbänden schnell ein.

Bringen die beschriebenen Verfahren die Entzündung nicht zum Verschwinden, so kann die Abhebung des Nagelwalls von der Nagelwurzel durch einen vorsichtig einige Millimeter eingeführten Mullzipfel an der Stelle der Erkrankung Heilung bringen.

Meist läßt sich die Paronychie durch die erwähnten Mittel, besonders durch den Okklusivverband mit grauer Salbe beseitigen. Gelingt das nicht, so bleibt nur die teilweise oder gänzliche Entfernung des Nagels, wie sie beim parungualen Panaritium beschrieben wird.

Im Gegensatz zur Paronychie ist das
subunguale Panaritium
ausgesprochen schmerzhaft.

Der klopfende, bohrende Schmerz kann dem Kranken die Nachtruhe rauben und führt ihn meist schnell zum Arzt. Nicht selten bestehen Fieberbewegungen. Oft läßt sich durch den Nagel der Fremdkörper als Ursache des Panaritiums nachweisen. In anderen Fällen sieht man an umschriebenen Stellen den Eiter unter dem Nagel durchschimmern. Auch ein vereiterter Bluterguß nach Nagel-

Das Nagelpanaritium (Paronychie). 109

quetschung kann die Ursache des subungualen Panaritiums sein. Es führt gewöhnlich zur Abhebung der ganzen Nagelplatte.

Behandlung. Die Abtragung des Nagelteils, soweit er von seinem Bett abgehoben ist, vom Rande her oder mitten aus seiner Fläche durch trepanationsähnliche Fensterung kann die Entzündung beendigen. Gelingt das nicht, so bleibt nur die Entfernung des ganzen Nagels übrig, über die beim parungualen Panaritium gesprochen werden soll.

Das

parunguale Panaritium

leitet den Übergang der örtlichen Formen auf das übrige Fingergewebe ein.

Das dem Nagel benachbarte Unterhautgewebe samt Periost, ferner die Ausläufer der Strecksehnen werden beteiligt. Die Haut in der Umgebung des Nagels ist geschwollen und gerötet, oft mit Eiterblasen bedeckt. Die Schwellung ist auch auf der Griffläche angedeutet. Die Schmerzen können sehr lebhaft sein.

Zur *Behandlung* kann der bei der Paronychie geschilderte graue Salbenverband versucht werden. Tritt nicht alsbald Besserung ein, so muß der ganze Nagel oder der Wurzelteil des Nagels entfernt werden.

In Fällen ausgedehnter Vereiterung kommen noch Schnitte entsprechend den beiden seitlichen Nagelrändern bis zu den Falten des Nagelgelenks zu Hilfe. Besonders bei parungualen Panaritien besteht die Gefahr der eitrigen Einschmelzung der Nagelmatrix, die dazu mahnt, den radikalen Eingriff nicht allzusehr zu verzögern.

Die Entfernung des Nagels oder seiner Teile ist ein sehr schmerzhafter Eingriff, der ohne Schmerzbetäubung nicht gemacht werden soll. Die Vereisung mittels Chloräthyl ergibt keine genügende Schmerzbetäubung. Eunarkon - Evipan - Natriumbetäubung, Leitungsanästhesie der Fingernerven (OBERST) und der Äther- oder Chloräthylrausch sind die geeigneten Verfahren.

Beschränkt sich die Paronychie auf die eine Seite, so genügt die Entfernung der Nagelwurzel an dieser Seite. Sie wird zugänglich gemacht von einem Schnitt aus, der den Nagelwall in der Längsrichtung des Fingers entsprechend dem Seitenrande der Nagelwurzel bis zu seinem zentralen Ende durchtrennt. Die Pinzette hebt den Zipfel des Nagelwalles hoch. Ein Arm der Schere dringt unter die Nagelwurzel und trennt sie ab, soweit die

110 Behandlung der einzelnen Formen des Panaritiums.

Paronychie reicht. Sind beide Seiten ergriffen, so müssen zwei Schnitte, jederseits einer, die Nagelwurzel freilegen (s. Abb. 40). Der proximal gelegene Teil des Nagelwalls wird wie eine Schürze bis zum proximalen Rande der Nagelwurzel hochgehoben. Die ganze Nagelwurzel wird abgetragen (s. Abb. 41). Der freie Teil des Nagelkörpers kann ungestört in seinem Bett bleiben. An die Stelle des entfernten Nagels wird für 24 Stunden ein salbengetränktes Mulläppchen gelegt und dann der emporgehobene Teil des Walles an seine alte Stelle zurückgelagert.

Die Erhaltung des Nagelkörpers erspart dem Finger die lästige und stoßempfindliche Wundfläche an der Dorsalseite des Finger-

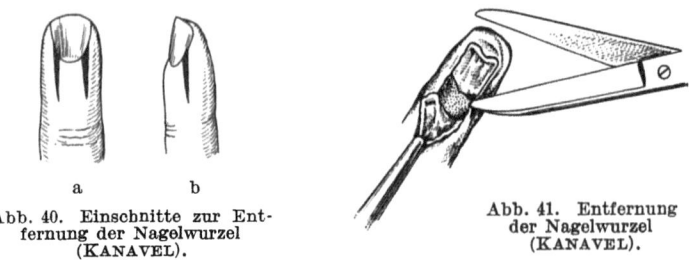

Abb. 40. Einschnitte zur Entfernung der Nagelwurzel (KANAVEL).

Abb. 41. Entfernung der Nagelwurzel (KANAVEL).

endes. Die distale Schutzplatte des Nagelkörpers schiebt sich vor bis über das halbe Nagelbett, verharrt dann noch etwa 3 Wochen an ihrem Platz, bis sie sich eines Tages leicht von der Unterlage abheben läßt.

Der Schnitt muß weit genug nach außen geführt werden. Trifft er auf den Nagel selbst nach der Mitte hin vom Seitenrande und verletzt das Nagelbett, so besteht die Gefahr, daß der Nagel sich als dauernder Spleißnagel wiederbildet.

Die Entfernung der Nagelwurzel bringt den Prozeß fast stets zur schnellen Ausheilung, so daß die Wegnahme des ganzen Nagels auf Ausnahmefälle beschränkt ist.

Zur *völligen Entfernung des Nagels* wird zunächst die Längsspaltung des Nagels in der Mitte vorgenommen, die vom freien Nagelende bis zum proximalen Rande der unter dem Nagelwall verborgenen Nagelwurzel durchgeführt wird. Es dringt dann eine Kornzange oder eine Gefäßklemme oder die Nagelextraktionszange nach TRENDELENBURG mit einem Blatt unter die eine Nagelhälfte, die unter Aufrollung des Nagels mittels der um die Längsachse gedrehten Zange entfernt wird. Ebenso wird mit der zweiten Hälfte verfahren. Die Nagelwurzel, die bei der Entfernung des eingewachsenen Nagels leicht abreißt und besonders geholt werden muß, folgt bei der Paronychie meist leicht und ohne einzureißen.

Um beim Verbandwechsel das sehr schmerzhafte Ablösen des auf der Wundfläche dem Nagelbett fest anhaftenden Mulls zu vermeiden, empfiehlt es sich, salbengetränkten Mull zur Bedeckung der Wunde zu verwenden.

Die Wundfläche reinigt und überhäutet sich schnell. Die Bildung eines neuen Nagels, dessen erste Anfänge sich an der Basis des Nagelbetts in Form einer konvex vorspringenden, anfangs weichen, in wenig Wochen härter werdenden, zunächst etwas unregelmäßigen Nagelplatte zeigen, bedarf etwa 3 bis 4 Monate. Das tägliche Wachstum des Nagels beträgt rund 0,1 mm. Die Unregelmäßigkeit des Nagels macht erst regelmäßigeren Formen Platz, wenn der neugebildete Nagel wieder ersetzt ist, also nach einem halben Jahr. Der Rat der alten Chirurgen, den Nagel, auch wenn er ganz gelockert ist, möglichst zu konservieren, um dem nachwachsenden Nagel eine Schiene zu gewähren, muß zurücktreten hinter das Bedürfnis nach glatten einfachen Wundverhältnissen.

Chronische und berufliche Paronychie durch Gärungsstoffe (Zuckerbäckerparonychie).

Bleibt das Nagelpanaritium unbehandelt, so kann sich ein Bild entwickeln, das dem eingewachsenen Nagel der großen Zehe ähnelt. Absondernde Granulationen am Nagelfalz, durch Eiter und Serum abgehobene Epidermisblasen der umgebenden Haut, eingetrocknete Eiterkrusten an den Rändern, Rötung und Schwellung der Umgebung kennzeichnen die *chronische* Paronychie.

Für ihre Entstehung ist der Beruf von besonderer Bedeutung. Französischen Ärzten war in den großen Konfiserien Südfrankreichs, in denen die Glacierung von Früchten mit stets wiederholten chemischen, mechanischen und thermischen Reizen für die Finger ihrer Arbeiter verbunden ist, zuerst Gelegenheit gegeben, auf eine „berufliche Paronychie durch Gärungsstoffe", das Zuckerbäckerpanaritium, aufmerksam zu machen. Auch bei Bierbrauern, Köchinnen und anderen Berufsarten, deren Finger in dauernde Berührung kommen mit Gärungsstoffen, wurden ähnliche panaritielle Erkrankungen beobachtet. Die *Symptomatologie* zeigt alle Übergänge von der einfachen chronisch-entzündlichen Reizung des Nagelsaumes bis zur eitrigen Entzündung des Nagelbetts und zur Nekrose des Nagels. Der Verlauf ist durchaus chronisch. Wesentliche Schmerzerscheinungen, von mäßigem bis zuletzt lebhaftem Brennen und Jucken abgesehen, treten nicht auf. Die Erkrankung befällt meist mehrere Finger zugleich oder kurz hintereinander. Sie beginnt mit kleinen Erosionen am Nagelsaume, in denen sich Zuckerstaub oder gärungsfähiger Saft festsetzt und zu weiteren Entzündungen und zu Granulationsbildung Veranlassung gibt. Der Nagel verliert seinen Glanz, verfärbt sich schwarz, wird flach, spatelähnlich und löst sich schließlich langsam aus dem seitlichen Nagelsaum und vom Vorderrand der Matrix ab, bis seine Abstoßung erfolgt.

Prophylaktisch wirken Reinlichkeit und Ersatz der Finger bei der Arbeit durch geeignete Apparate.

Bei *Wäscherinnen* kann durch eine Kombination von chemischen und mechanischen Reizen eine *Onycholysis partialis* zustande kommen.

Das Bild der chronischen Paronychie leitet über zur *Onychia maligna* der alten Chirurgen, die BARDENHEUER besonders bei Anatomiedienern fand. Es bilden sich Nagelwallgeschwüre mit fungösem oder nekrotischem Grunde und harten speckigen Rändern. Sie sondern stinkenden Eiter ab. Das Nagelglied kann kolbig anschwellen. Schmerzen bestehen an sich nicht oder wenig, doch ist der Finger gegen mechanische, thermische und chemische Schäden sehr empfindlich. Der Nagel wirkt als reizender Fremdkörper und unterhält den Prozeß.

Differentialdiagnostisch kommt der *syphilitische Primäraffekt* des Fingers in Betracht. Besonders Ärzte haben Gelegenheit, ihn zu erwerben. Da der Niednagel sowie sonstige kleinere Verletzungen am Nagelwall seine Eingangspforte darstellen, stimmt sein Sitz mit dem der Paronychie und des parungualen Panaritiums überein. Doch sieht er anders aus. Er stellt eine Auftreibung der Haut an sich dar, auf dessen Höhe sich im Verlauf ein Geschwür zeigen kann. Entzündungserscheinungen fehlen oder sind gering. Bei einiger Kritik führt das abweichende Aussehen zum Verdacht auf einen Primäraffekt, der durch die gewaltigen relativ schmerzfreien Drüsenschwellungen in der Achselhöhle und am Ellenbogen bestätigt wird.

Fast kein syphilitischer Primäraffekt am Finger entgeht dem Einschnitt, der dem vermeintlichen Panaritium gilt, und doch ist seine Erkennung leicht, wenn nur an ihn gedacht wird.

Behandlung. In den Anfängen kann Fernhaltung von dem schädigenden Berufe unter Salbenverbänden, besonders Verbänden mit grauer Salbe, versucht werden. Die Entfernung des Nagels, wie sie oben geschildert wurde, führt meist zur Abheilung. Sie sollte nicht zu lange hinausgezögert werden. Ist erst durch längere chronische Eiterung die Matrix zerstört, so ist je nach dem Grade der Zerstörung mit einer mehr oder minder ungünstigen Ausheilungsform des Nagels zu rechnen.

34. Schwielenabsceß.

Für den Schwielenabsceß charakteristisch ist die Ausbreitung des Eiters an den Stellen der Hohlhandschwielen zu je einer flachen Ansammlung unter der Cutis und zwischen Cutis und übergelagerter Epidermis. Diese Ansammlungen stehen durch eine feine fistelartige Öffnung in der Cutis miteinander in Verbindung (Kragenknopfabsceß). Dem Eiter gelingt es zwar, die Cutis an umschriebener Stelle zu durchbohren, nicht aber, sich durch die verhornte Epidermis einen Weg nach außen zu bahnen. Dringt er durch das dichte fibröse Gewebe neben den Mm. lumbricales und den Basen der Grundgliedknochen nach rückwärts unter die Streckseitenhaut der Schwimmfalten, so bildet sich eine dritte Eiteransammlung in der interdigitalen Nische (*Interdigitalphlegmone*), die nach allen Seiten sich weiter ausbreiten kann. Es entsteht eine Kette von Eiterseen. Die *Erkennung* stützt sich auf die Entzündungszeichen, besonders den Druckschmerz am typischen Platze (s. Abb. 34 Hohlhand).

Die *Behandlung* des Schwielenabscesses besteht in seiner Eröffnung. Mittels scharfen Messers entfernen flachgeführte Züge die dicken Schwielen und legen den plattgedrückten rundlichen Herd unter der Epidermis schmerzlos frei. Leichter Druck entleert dann durch eine kleine Öffnung in der hochroten Cutis aus der Tiefe weiteren Eiter. In Evipannatriumbetäubung, Rausch oder unter Leitungsbetäubung erfolgt der Einschnitt in ovalärer Form (Fischmaulschnitt), wie er S. 100 beschrieben wurde. Die tiefe Eiterhöhle wird mit Haken auseinander gehalten und sorgfältiger, leicht streichender Druck auf die Umgebung ausgeübt, ob sich noch weiterer Eiter aus einem Gang oder aus einer dritten Höhle entleert. Hat sich unter der Haut der Rückseite der Schwimmfalte noch Eiter gesammelt, so wird von der Rückseite ein besonderer Einschnitt in Längsrichtung angelegt (s. Abb. 57 ulnare Seite). Schnitte durch die ganze Dicke der Schwimmhaut werden vermieden.

35. Furunkel

kommen im Bereich der Hand nur an der Streckseite vor (Reibung am Taschenrand). Ihr häufigster Sitz ist die Rückseite der Fingergrundglieder, die ulnare Seite des Handrückens, sowie die Streckseite über dem Handgelenk. Sie neigen ausgesprochen zu multiplem Auftreten. Besonders an der Streckseite der Finger machen sie lebhafte Beschwerden. Im übrigen unterscheiden sie sich nicht von Furunkeln an anderen Körperhälften.

Ihre *Behandlung* besteht in einem Einschnitt, der über das Gebiet der Nekrose hinaus auch die Zone der Infiltration spaltet. Die Bestrebungen, ohne jeden Einschnitt auszukommen und die Selbstentleerung der Nekrose abzuwarten, ihr vielleicht durch Abheben der bei beginnender Eiterbildung dünn sich vorbuchtenden Haut mittels Pinzette zu Hilfe zu kommen, stoßen an Hand und Fingern oft auf den ausgesprochenen Widerstand des Furunkelträgers. Er drängt häufig, von den sehr lästigen Beschwerden des Furunkels durch Einschnitt befreit zu werden.

In schweren fortschreitenden Fällen, besonders bei widerstandslosen Individuen (Diabetes!), ist ein Kreuzschnitt, der noch über die Zone der Infiltration hinausgeht, primär erforderlich.

Die durch den Kreuzschnitt gebildeten Lappen werden parallel zur Hautoberfläche von der Unterlage in Ausdehnung der Schnitte abgelöst und nach den Schnitten zu für 24 Stunden mit salbengetränktem Mull tamponiert. Spritzende Gefäße müssen gefaßt werden. Bei stärkerer venöser Blutung wird trockener oder wenig angefeuchteter Mul bevorzugt.

Zur Anlegung dieser Schnitte ist Kurznarkose, Äther- oder Chloräthylrausch erforderlich.

Besonders auch an den Fingern empfiehlt sich die Frühbehandlung des werdenden Furunkels. Die erste sichtbare Reaktion auf die Einwanderung der Eitererreger in die Haarbalgdrüse ist eine juckende, flohstichähnliche Rötung, in deren Mitte meist ein Haar sichtbar ist. Dieses Haar wird mit der anatomischen Pinzette ausgerissen. Dann wird die rote Stelle mit wenig Jodtinktur betupft und nach Abtrocknung mit einem kleinen runden Stückchen Leukoplast bedeckt. Jedes Kratzen und Scheuern wird vermieden. Die Hand darf nicht in der Tasche getragen werden, so daß der Rand der Tasche zum Scheuern Veranlassung geben kann. Das Leukoplast ist zunächst ein mechanischer Schutz, leistet aber zugleich der Erweichung der Decke über der beginnenden Nekrose Vorschub, so daß der kleine Pfropf nicht selten nach 1 bis 2 Tagen bei der Abnahme an dem Pflaster haftet und mit ihm entfernt wird. Die Lücke schließt sich dann schnell unter dem erneuerten Pflaster. Meist aber ist die ganze Rötung bei Entfernung des ersten Pflasters restlos verschwunden.

Behandlung der tiefen Panaritien der Finger.

36. Sehnenscheidenpanaritium.

Jede der Sehnenscheide benachbarte Eiterung kann zum Sehnenscheidenpanaritium führen. Auch rückläufig bei Eiterungen der Hohlhand kann die Fingersehnenscheide infiziert werden.

Für die Entstehung der Sehnenscheidenphlegmone ist also das Eindringen der Verletzung in die Scheide nicht Voraussetzung. Nicht

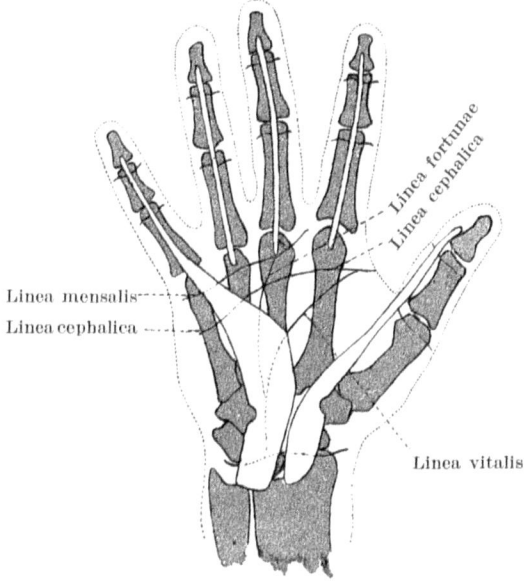

Abb. 42. Übersicht über die Anordnung der Sehnenscheiden und Sehnenstücke unter Einziehung der Handlinien.

selten entsteht sie nach oberflächlichen infizierten Verletzungen, bei denen eine Schädigung der Sehnenscheide ausgeschlossen ist. Zum Verständnis des Krankheitsbildes des Sehnenscheidenpanaritiums ist die Kenntnis der *anatomischen Anordnung* der Sehnenscheiden erforderlich (s. Abb. 42).

Die die oberflächlichen und tiefen Fingerbeuger gemeinschaftlich umhüllenden Scheiden nehmen an den vier letzten Fingern den Bereich des Grund- und Mittelgliedes ein. Sie reichen also von den Metacarpo-Phalangealgelenken bis zur Basis der Endphalangen oder, auf äußerliche Merkzeichen bezogen, von einem Punkte 2 cm zentralwärts der Grundgelenkbeugefalten bis zu den Nagelgliedbeugefalten.

An den drei *mittleren Fingern* bildet den Abschluß handwärts ein etwas derberer widerstandsfähiger Blindsack. Über die Ausbreitungswege der Sehnenpanaritien der drei mittleren Finger s. Abb. 55 und Stück 41.

Am *Daumen* bleibt die nur die lange Fingerbeugesehne umschließende Scheide im wesentlichen auf das Gebiet des Grundgliedes beschränkt. Distal reicht sie auch hier bis zur Basis des Nagelgliedes. Zentralwärts geht sie meist als ununterbrochener, nur in der Lichtung wechselnder Kanal durch die Mittelhand bis zum Vorderarm hinauf, wo sie daumenbreit zentral des Lig. carpi transversum endet. An Ausdehnung gewinnend, stellt sie in der Hohlhand und an der Handwurzel den radialen für sich gesonderten Teil des großen karpalen Scheidensacks, die Bursa radialis, dar. Über die Ausbreitungswege des Daumensehnenpanaritiums s. Stück 40 und Abb. 49.

Nicht so konstant sind die Verhältnisse am *kleinen Finger*. Geht auch die Sehnenscheide des kleinen Fingers in der Mehrzahl der Fälle in den gemeinsamen ulnaren Scheidensack über, der im Bereich des Handgelenks die Beugesehnen der vier letzten Finger umschließt, so kommt nicht gar so selten ein blindsackförmiger Abschluß der Kleinfingerscheide entsprechend den Verhältnissen an den mittleren Fingern vor. Über die Ausbreitungswege des Kleinfingersehnenpanaritiums s. Stück 40 und Abb. 50.

Der *Erkennung* des Sehnenscheidenpanaritiums liegt zugrunde vor allem die *Druckschmerzhaftigkeit*, die auf die Sehnenscheide beschränkt ist und die sich schnell über die ganze Scheide ausdehnt (s. Abb. 34, Mittelfinger). Sie ist am stärksten am proximalen Scheidenende. Der Fingerrücken bleibt unempfindlich. Der erkrankte Finger und auch seine Nachbarn werden in *leichter Beugestellung* gehalten. Der kranke Finger wird auf Aufforderung kaum weiter gebeugt, unter keiner Bedingung aber gestreckt. Der Versuch passiver Streckung löst starke Schmerzen aus. Auch Bewegungen der Nachbarfinger werden zur Vermeidung des schmerzhaften Mitgehens des kranken Fingers möglichst vermieden. Vorsichtiger Druck in der Längsrichtung der Finger (Stauchung), sowie Zug am Finger, sind nicht besonders empfindlich. Der ganze Finger ist leicht geschwollen, besonders an der Rückseite glänzend; die Falten sind verstrichen.

Druckschmerz im Bereich der Scheide, aktive fixierte Beugestellung der Finger und überwältigender Schmerz bei passivem Streckungsversuch, sind die Grundlagen der Diagnose.

Behandlung. Die ausgedehnte, ausgiebige Spaltung der Sehnenscheide, die die Sehne ohne Rücksicht auf ihre Bedeckung freilegt, ist verlassen (Abb. 43 Daumen). Die Sehne stieß sich ab, in anderen Fällen verwuchs sie in großer Ausdehnung rettungslos mit der Umgebung. Der ausgedehnte Einschnitt beseitigte die Eiterung, gab aber die Sehne und damit das von der erkrankten Sehne versorgte Glied bis auf seltene Ausnahmefälle gänzlicher Gebrauchsunfähigkeit preis.

Der Fortschritt in der Behandlung der Sehnenscheidenphlegmone knüpft sich an den Namen BIERS. Im Jahre 1905 gab er sein Verfahren der Behandlung akuter eitriger Entzündungen bekannt. Es besteht im wesentlichen in dem Ersatz der langen Schnitte durch mehrfache kleine Einschnitte in einer bestimmten Anordnung (Abb. 43, Zeigefinger) und in der Zufügung einer 20 bis 22 stündigen Dauerstauung. Die Erhaltung der vollen Gebrauchsfähigkeit stieg von einzelnen Fällen (etwa 10 von 100) auf zwei Drittel aller Sehnenscheidenpanaritien an; ja unkomplizierte Frühfälle gelang es, durch das BIERsche Verfahren fast ausnahmslos mit voller Gebrauchsfähigkeit zu heilen. Auf ordnungsmäßige Operationsvorbereitung und Bereitstellung von Assistenz sei erneut verwiesen. Die Operation gilt als nicht ganz einfach.

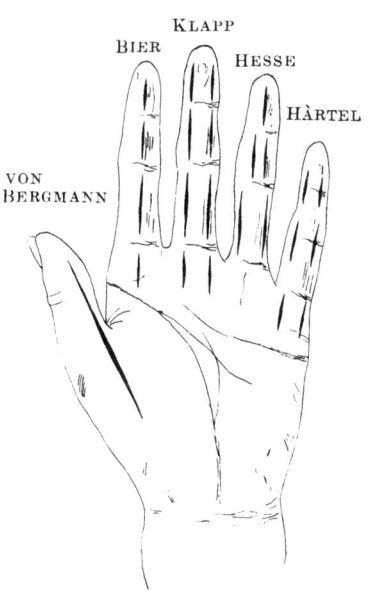

Abb. 43. Schnittanordnung beim Sehnenscheidenpanaritium; histor. Anordnung. (Die beiden Schnitte am Ringfingergrundglied nach HESSE liegen rein seitlich).

Blutleere erleichtert die Übersicht. Es empfiehlt sich daher, auf sie nicht zu verzichten.

Zur *Schmerzbetäubung* eignet sich die Kurznarkose, der Chloräthyl- oder Ätherrausch, wenn nicht die Plexusanästhesie bevorzugt wird.

Die Sehnenscheidenphlegmone soll *früh* eingeschnitten werden, sobald sie *sicher* erkannt ist. Eine Berechtigung, mit dem Einschnitt zu warten, lag vielleicht früher vor, als das Behandlungsverfahren an sich eine schwere, fast stets verderbenbringende Gefahr für die Sehne bedeutete. Die Erhaltung der Sehne gelingt um so leichter, je früher das Verfahren einsetzt.

Der frühe Einschnitt ist nicht wesensgleich mit dem prophylaktischen Einschnitt. Ohne sichere Diagnose, nur unter dem Druck

118 Behandlung der tiefen Panaritien der Finger.

ausgeprägter Schmerzen im verletzten infizierten Finger und beginnender Allgemeinerscheinungen, vielleicht gedrängt von dem Kranken, das Messer in die Hand zu nehmen, ist ein Fehler, der sich schwer rächen kann. Darauf komme ich zurück bei der lymphangitischen Infektion.

Die Einschnitte legen grundsätzlich die Scheide in ihrer ganzen Ausdehnung unter Erhaltung aller physiologisch wichtigen Teile ihrer Bedeckung frei. Über die Anordnung der Einschnitte im einzelnen (s. Abb. 44) ist weder in Beziehung zur Fingerlängsausdehnung noch zur Breitenausdehnung Einheitlichkeit erzielt.

Die zweckmäßige Längsverteilung der Schnitte verlegt *einen Schnitt über das Mittelglied, einen Schnitt über das Grundglied und einen Schnitt in die Hohlhand in unmittelbarem Anschluß an die Beugefalte des Grundgliedes.* Da die Sehnenscheide in ganzer Ausdehnung eröffnet werden muß, sind alle diese Schnitte erforderlich.

Der Schnitt über der Mitte der Beugeseite (Abb. 43 Zeigefinger, 44 kleiner Finger) setzt ungünstige Narben. Die seitliche Anordnung der Schnitte paarig oder alternierend (s. Abb. 44, Zeigefinger, Mittelfinger, Ringfinger) hat sich daher allgemein durchgesetzt. Die Verletzung der Gefäße und Nerven, die an den Fingerkanten verlaufen, so daß bei Belastung der Knochen sie nicht drückt, muß vermieden werden. Der Schnitt soll daher nicht allzuweit seitlich gelegt werden.

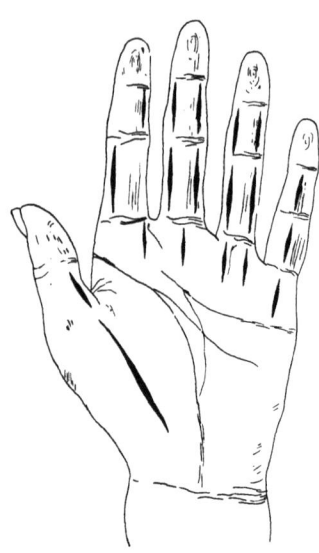

Abb. 44. Schnittanordnung beim Sehnenpanaritium in ihrer meist verwendeten Anordnung.

Beim hochvirulenten Sehnenpanaritium werden die Schnitte paarig angelegt (Abb. 44, Mittelfinger, Ringfinger), beim weniger virulenten oder abgelaufenen, nicht mehr virulenten Panaritium, zweckmäßig alternierend.

Nach ausgiebiger Öffnung der Scheide kann es sich empfehlen, den Eiter mit physiologischer Kochsalzlösung mittels gebogener stumpfer Kanüle wegzuspülen. Die Spülung muß mit großer Vorsicht geschehen und paravaginale Quetschungen und Blutungen vermeiden. Fehlt die geeignete Kanüle oder die sichere Hand zu ihrer Handhabung, so wird der Eiter durch mäßigen beidseitigen Druck aus der ganzen Scheide vorsichtig entfernt.

Als sicherstes und einfachstes Mittel zur Vermeidung der Verklebung hat sich auch beim Sehnenscheidenpanaritium die oben (Stück 30) geschilderte Fensterdrainage durch *ovaläre Ausschneidung schmaler Hautstücke statt der Spaltung (Fischmaulschnitt*, Abb. 39) bewährt. Sie verhindert die Verklebung besser als alle künstlichen Mittel, ohne daß ihre Narben sich unvorteilhaft von den Narben einfacher Spaltungen unterscheiden. Stets ist es notwendig, die Hautschwielen im Bereich der Einschnitte zu entfernen. Einige Scherenschläge tragen sie an den scharf vorspringenden Schnittecken ab, oder das tangential geführte Messer schält sie vor dem Einschnitt an ihrer Grenze gegen die gesunde Haut fort.

Auch die Einlegung von Salbenstreifen oder kleiner Guttaperchastreifen in die Einschnitte haben sich nützlich gezeigt. Verboten ist unter allen Umständen die breite, die Sehne austrocknende Tamponade.

Es folgt der *lockere, trockene, sterile* Verband, der für Schwellung Platz lassen muß. Die Amerikaner legen möglichst heiße, mit gesättigter Borsäurelösung getränkte Verbände für einige Tage an. Die Verbände werden mit wasserundurchlässigem Stoff bedeckt. In diesem Stoff müssen einige Löcher vorhanden sein, durch die heiße Borsäurelösung alle 2 Stunden nachgegossen wird.

Schienung erübrigt sich während des akuten Verlaufs. Der erkrankte Finger wird in natürlicher leichter Beugestellung belassen. Stößt sich im späteren Verlauf die Sehne ab, so ist zwar mittlere Beugestellung vorzuziehen, doch bringt die mit der Verheilung erfolgende Narbenkontraktur den Finger oft von selbst in diese Stellung.

Will man eine Schiene anwenden, was bei ambulanter Behandlung nicht immer zu umgehen ist, so muß die *fixierte Streckstellung auf dem gebräuchlichen Holzspatel oder Handbrett* vermieden werden. Durch Polsterung lassen sich Spatel und Handbrett zu brauchbaren Schienen für die Mittelstellung umgestalten. Zweckmäßig ist die gut gepolsterte und richtig eingestellte Schiene nach BÖHLER, wie sie S. 18 beschrieben wurde.

Stauung nach BIER, sowie Heißluftbäder haben sich in der Nachbehandlung nicht so nützlich erwiesen, daß sie in das ständige Rüstzeug aufgenommen werden sollten. Heißwasserbäder werden in der Nachbehandlung meist angenehm empfunden und vielfach verwendet.

Bei der perakuten panaritiellen Infektion besonders der Ärzte und des Heilpersonals (s. S. 127) ist die Stauung unentbehrlich.

Der Verband wird zunächst täglich gewechselt. Die vorsichtige Eiterentfernung wird bei jedem Verbandwechsel wiederholt. Schon am Tage nach dem Eingriff erfolgt bei Gelegenheit des Verbandwechsels die Aufforderung zu aktiver Bewegung des erkrankten Fingers. Der erste erfolgreiche Versuch ermuntert gewöhnlich den Kranken zur Wiederholung. Passive Bewegungen erfolgen erst später. Je eher der Kranke Nachbarfinger, Handgelenk und besonders *Schultergelenk* bewegt, desto geringer sind die Ausfälle an diesen Gelenken und die Mühen, an ihnen nach Abheilung des Panaritiums volle Funktion wieder zu erzielen. Bei nicht mehr jugendlichen Kranken sind frühe Bewegungen dieser Gelenke das einzige Mittel zur Vermeidung schwerer Ausfälle. *Allzu häufiger Verbandwechsel schädigt das erkrankte Gewebe und den Allgemeinzustand.* Zweimaliger Verbandwechsel am Tage ist daher nicht nur überflüssig, sondern oft schädlich. Sobald die Eitermenge spärlicher wird, bleibt der Verband mehrere Tage liegen.

Der Kranke mit akuter Sehnenscheidenphlegmone gehört ins Bett. Die Hand wird bequem auf ein untergeschobenes Kissen seitlich des Rumpfes gelagert. Die früher beliebte vertikale Suspension der erkrankten Hand ist dem Kranken lästig und bringt die Gefahr der Bindeneinschnürung. Ihre Vorteile stehen in keinem Verhältnis zu ihren Gefahren.

Geht die Entzündung in das Heilungsstadium über, läßt die Schmerzhaftigkeit nach, verlieren sich Rötung und Schwellung, macht die Eiterung der Wundsekretion Platz, so setzen die von vornherein nicht aus dem Auge gelassenen Maßnahmen zur Wiederherstellung der Funktion kräftiger ein. Zu den vorsichtigen aktiven Bewegungsübungen, die nunmehr nicht auf die Zeit des Verbandwechsels beschränkt werden, gesellen sich passive Übungen. Alle Gelenke der Hand, besonders auch Schulter- und Ellenbogengelenk, werden geübt. Aktive Hyperämie wird durch täglich wiederholte Bäder in heißer Luft hervorgerufen. Sie wirken objektiv, besonders aber subjektiv günstig. Dem Heißluftbad folgen jedesmal in ihrem Ausmaß vermehrte Übungen. Bäder in heißem Wasser, denen Zusätze mancherlei Art (Seife, Kamillen, Adstringentien) gegeben werden können, und im Stadium der Vernarbung heiße Sandbäder bringen nach einigen Wochen Abwechslung und neue Anregung für die auf den gewohnten Hyperämiereiz wenig mehr antwortenden Gewebe.

Die Krankheitsdauer beträgt in günstig verlaufenden frühoperierten Fällen einige Wochen, kann sich aber bei Eintritt von Komplikationen auf Monate ausdehnen.

Stößt sich die Sehne ab oder bilden sich Fisteln über der Sehnennekrose, so *beherrscht die Sorge für die spätere Fingerstellung den Behandlungsplan*. Neben hyperämisierenden Maßnahmen, die die Abstoßung der nekrotischen Anteile der Sehne beschleunigen, tritt zunächst die Schienung des Fingers mittels wenig gebogener Schiene (s. oben). Die schrumpfende Narbe, aus der die nekrotische Sehne abgestoßen ist, sucht den Finger in äußerste Beugestellung zu stellen. In dieser Stellung ist er vielleicht weniger hinderlich, aber ebenso unbrauchbar als in versteifter Streckstellung. Am günstigsten ist die Fixierung in mittlerer Beugestellung für alle Fingergelenke. Sie wird durch die Narbenschrumpfung von selbst hervorgerufen, wenn der Finger zunächst durch Schienenverbände gegen allzu starke Beugung geschützt wurde.

Im übrigen ist für die Arbeitshand im allgemeinen die frühe Absetzung des versteiften Fingers vorzuziehen (s. S. 151).

Eine altbekannte *Komplikation* des Sehnenscheidenpanaritiums ist

der trockene Brand des Fingerendes

infolge zeitweiser Absperrung des Kreislaufs.

Er kommt am häufigsten vor bei vernachlässigten oder hochvirulenten Infektionen. Der Brand befällt meist das Nagelglied, den Endteil des Nagelgliedes oder auch noch einen Teil des Mittelgliedes. Er kann sich auf die Epidermis beschränken, die ganze Dicke der Haut ergreifen oder den Knochen mit einbeziehen. Die Farbe des abgestorbenen Nagelgliedes ist schwarz.

Die Behandlung des Entzündungsherdes ist das beste Mittel zur Ausschaltung des Brandes. Besonders bei Thrombose werden frontale oder hufeisenförmige Einschnitte an der Fingerkuppe nach NOESSKE im Beginn Nutzen bringen.

Soweit die *Komplikationen* auf *Durchbruch oder Weiterwanderung des Eiters* beruhen, sind sie je nach dem befallenen Finger verschieden. Für den Daumen und den kleinen Finger sind die Hohlhandsäcke die Vermittler einer oft rapiden Ausbreitung, für Zeigefinger, Mittel- und Ringfinger sind die Fascienräume der Hohlhand die nächsten Etappen. An allen Fingern können besonders in vernachlässigten Fällen Knochen und Gelenke befallen werden.

Die *Prognose* des Sehnenscheidenpanaritiums für die Erhaltung des Lebens wird vielfach zu günstig eingeschätzt. Es sterben an den Folgen des Panaritiums verhältnismäßig ebensoviel Menschen, wie an den Folgen der Appendicitis. Das früh sachgemäß behandelte Panaritium der drei mittleren Finger zwar wird nur selten zur tödlichen Erkrankung. Verderblicher sind die foudroyanten Streptokokkeninfektionen der Randfinger, gegen deren Vorschreiten keine Barriere schützt. Aber auch an den mittleren Fingern kommen derartige Fälle vor. Besonders gefährlich sind die Ärztepanaritien, von denen unter ,,Lymphangitische Infektionen" die Rede sein wird, ferner die Panaritien nach Biß von Tieren und Menschen. Diabetiker, Nephritiker und höhere Lebensalter oberhalb des 40. Lebensjahres etwa sind am meisten gefährdet.

Die Mortalität ist mit 2 bis 5% ungefähr richtig eingeschätzt.

Auch Verluste des Armes an den Folgen des Sehnenpanaritiums sind nicht so ungewöhnlich. Ich schätze die Prozentzahlen etwa auf die Hälfte der Mortalitätsziffer.

Was die Wiederherstellung der Funktion anlangt, so ist die Prognose für früh und zweckmäßig behandelte Frühfälle fraglos nicht ungünstig. Etwa bei der Hälfte bis zwei Drittel der Frühfälle sind gute Ergebnisse zu erwarten. Spätfälle sind durchweg ungünstig. Am günstigsten ist die Voraussage bei der einfach angeordneten Strecksehne.

37. Knochenpanaritium.

Das primäre Knochenpanaritium befällt meist das *Nagelglied*, das sekundäre mit Vorliebe das Mittelglied, in seltenen Fällen auch das Grundglied und die Mittelhand.

Die Entstehung des primären Knochenpanaritiums geht mit seltenen Ausnahmefällen auf eine traumatische Infektion zurück. Sie kann den Knochen unmittelbar treffen oder kann ihm auf dem Lymph-

Knochenpanaritium.

wege aus den deckenden Weichteilen zugeführt werden. Ein kleiner Fremdkörper ist oft der Vermittler der Infektion.

Das sekundäre Knochenpanaritium ist die typische Nachkrankheit des Unterhautpanaritiums, der Sehnenscheideneiterung und des parungualen Panaritiums. Das vom Unterhautgewebe auf den Knochen übergehende Panaritium sitzt meist im Nagelglied. Das Knochenpanaritium nach Sehnenscheideneiterung wird vielfach mit dem Gelenkpanaritiun kombiniert gefunden. Ergriffen sind mit Vorliebe der Mittelgliedknochen und das benachbarte Mittelgelenk.

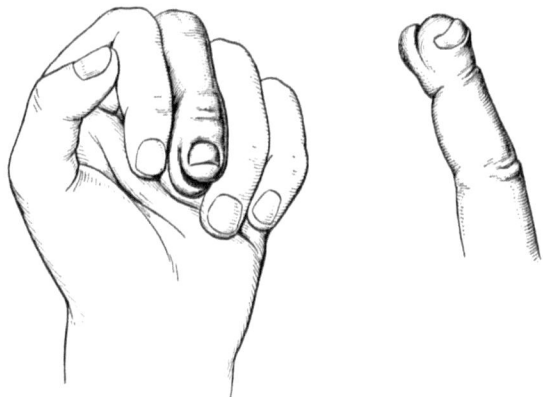

Abb. 45. Narbenbildung nach fehlerhaftem Einschnitt beim Knochenpanaritium des Mittelfingernagelgliedes macht den Finger unbrauchbar. Der Hufeisenschnitt ist zu weit entfernt von seinem Nagelrand angelegt. Die Seitenschnitte genügen.

Die *Erkennung* des Knochenpanaritiums beruht in erster Linie auf der Beschränkung der für das Panaritium charakteristischen Zeichen, besonders Druckschmerz und Schwellung, auf die Ausdehnung eines Phalangenknochens (s. Abb. 34, Ringfinger). Auch Druck von der Streckseite ruft Schmerzen hervor. Der Bericht über überaus starke, besonders nächtliche Schmerzen vermag von vornherein den Verdacht auf Knochenpanaritium wachzurufen. In den benachbarten Gelenken stellt sich meist eine leichte Beugestellung ein. Das Röntgenbild zeigt früh Aufhellung des der Nekrose verfallenen Knochens.

Insbesondere ist die Eiter absondernde, mit trüben Granulationen besetzte Fistel an der Fingerkuppe für das unbehandelte Panaritium ossale des Nagelgliedknochens so charakteristisch, daß sie allein die Diagnose sichert.

Auf das sekundäre Knochenpanaritium wird die Aufmerksamkeit meist gelenkt durch chronische anhaltende Eiterabsonderung nach Sehnenscheidenpanaritien. Die Trias Sehnennekrose, Panaritium ossale und articulare ist nicht selten die Ursache.

124 Behandlung der tiefen Panaritien der Finger.

Die konservative Behandlung unter frühzeitiger genügender Eröffnung des Eiterherdes und unter Entfernung nekrotischen parostalen Gewebes hat die besten Erfolge gezeitigt.

Jeder Einschnitt in die Fingerbeere ist fehlerhaft. Die Folge dieses Einschnitts beim Knochenpanaritium ist die mit dem unterliegenden Knochen verwachsene Narbe, die das Tastgefühl behindert und bei Belastung zum Aufreißen neigt (s. Abb. 45).

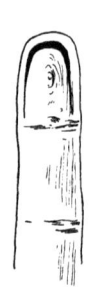

Abb. 46. Hufeisenschnitt beim Knochenpanaritium am Nagelglied; *besser* sind die beiden Seitenschnitte.

Die typische Eröffnung für das Knochenpanaritium besteht in zwei seitlichen auf den Knochen reichenden Schnitten, in ganzer Ausdehnung des erkrankten Knochens. Der für das Nagelglied früher beliebte Hufeisenschnitt, der seitlich vom Ende der Nagelgliedbeugefalte ausgeht, an der Seite zum freien Ende des Gliedes geführt wird, nahe dem freien Nagelrande die Kuppe umkreist und an der anderen Fingerseite wieder nahe dem freien Rande der Nagelgliedbeugefalte endet und die Herunterklappung der ganzen Fingerbeere froschmaulförmig vom Knochen gestattet, ist unnötig verletzend (s. Abb. 46). Es genügen durchaus die beiden seitlichen Teile dieses Schnittes ohne die Umkreisung der Fingerbeere.

Damit wird die Schnittführung an allen Fingergliedern gleich. Bringen die beiden Seitenschnitte am Nagelglied nicht genug Übersicht, so empfiehlt es sich, den Nagel zu entfernen. Unmittelbar unter dem Nagelbett liegt der größte Teil des Nagelgliedknochens offener Einsicht frei.

Schließt sich die Knochenerkrankung an ein Unterhautpanaritium, so benutzt der Zugang zum Knochen den durch die Gewebsnekrose bezeichneten Weg. Die frühzeitige Exstirpation der den Knochen bedeckenden *Weichteilnekrose* ist von großer Bedeutung.

Der Knochen bleibt zunächst erhalten. Die Demarkierung des Sequesters wird abgewartet. —

Der Knochensequester soll entfernt werden, sobald seine Lösung klinisch oder röntgenologisch nachweisbar ist.

Der *Ausgang* des Knochenpanaritiums zeigt häufig ein mehr oder minder verunstaltetes und verkürztes Fingerglied. Nur in zweckmäßig behandelten Fällen (Frühfällen) gelingt es, jeden Knochenverlust zu vermeiden und Knochen und Glied anatomisch und funktionell in idealer Weise wieder herzustellen. Die Verunstaltung richtet sich nach der Anordnung der Einschnitte, der Größe des verlorenen Knochenstückes und nach der Vollkommenheit des Regenerats. Das Nagelglied bleibt oft verkürzt, verbreitert, der Nagel mißgestaltet, rauh, oft seitlich verschoben und krallenförmig abgebogen, der Knochen unregelmäßig, höckerig, oft mit großen Defekten (s. Abb. 47). Ist der Mittelglied- oder Grundgliedknochen befallen, so kann das erkrankte Glied ganz oder nahezu ausfallen. Die benachbarten Gelenke erleiden oft hochgradige Bewegungseinschränkungen, nicht so selten kombiniert mit unvollständigen Schlottergelenken.

38. Das Gelenkpanaritium

ist in vielen Fällen eine sekundäre Erkrankung, die besonders im Verlaufe des Sehnen- und Knochenpanaritiums auftritt. Das *sekundäre* Gelenkpanaritium befällt fast stets das Mittelgelenk. Nicht gar so selten ist indes die Gelenkvereiterung unmittelbare Folge eines Traumas.

Von den drei Fingergelenken fällt am häufigsten das Mittelgelenk, am seltensten das Grundgelenk der Vereiterung anheim.

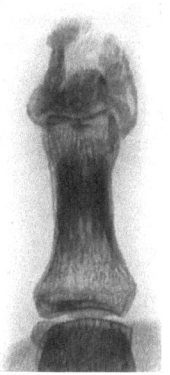

Abb. 47. Ausgang eines Knochenpanaritiums am Nagelglied des Daumens.

Die *Erkennung* des Gelenkpanaritiums beruht im wesentlichen auf der Druckschmerzhaftigkeit des Gelenks von allen Seiten (s. Abb. 34, Zeigefinger), auf der Zwangshaltung der das Gelenk zusammensetzenden Glieder in Mittelstellung und auf der besonders an der Streckseite ausgeprägten Schwellung. Zug am Finger sowie Stauchung (Druck in der Längsrichtung) schmerzen. Die typische weiche Crepitation bei Gelenkbewegungen findet sich erst im Spätstadium. Das Röntgenbild zeigt zunächst Erweiterung des Gelenkspaltes und erst nach Wochen die durch den Verlust der Knorpeldecke hervorgerufene Verschmälerung der Gelenklinie, endlich völlige Zerstörung des Gelenks (s. Abb. 48). Wie bei allen Gelenkeiterungen kann in vorgeschrittenen Fällen durch Punktion ausgesaugter trüber Eiter die Diagnose bestätigen.

Besonders im Anfang, so lange der Gelenkinhalt noch nicht rein eitrig ist, ist der Versuch einer konservativen *Behandlung* geboten. Die Einspritzung einiger Dezigramme Phenolcampher (s. S. 12) hat sich nützlich erwiesen. Tritt nicht alsbald Erfolg ein, so muß dem Eiter Abfluß geschaffen werden. Zum Abfluß läßt sich häufig die infizierende Gelenkwunde benutzen; genügt sie nicht oder liegt sie ungünstig, so wird dorsal beiderseits der Strecksehne unter vorsichtiger Schonung der Kapsel und des Bandapparates je ein etwa 1 bis 1½ cm langer Schnitt ins Gelenk angelegt, der die Kapsel in ganzer Länge öffnet. *Jede Drainage oder Tamponade schädigt Knorpel und Kapsel. Sie verschlechtert die Prognose ohne zu nutzen, ist daher unbedingt zu vermeiden.* Um die frühzeitige Verklebung zu verhindern, empfiehlt sich auch hier die Anlage der Einschnitte als ovale Fensterschnitte (Fischmaulschnitte), wie sie bei der Behandlung im allgemeinen (Stück 30) beschrieben sind. Hyperämie wird durch heiße, feuchte Verbände, Breiumschläge, Alkoholverbände erzielt. In einer großen Anzahl von Fällen gelingt es bei unbeirrter Fortsetzung dieser Behandlung durch Tage und Wochen, Ausheilung mit voller oder wenig gestörter Beweglichkeit zu erzielen.

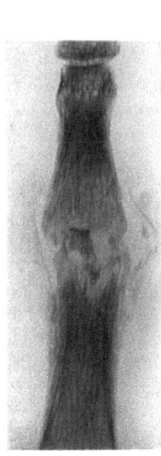 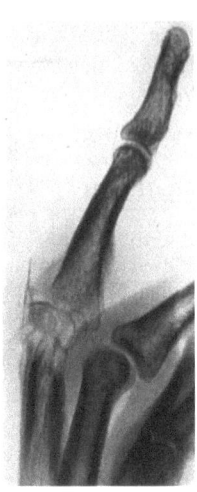

a   b
Abb. 48. Panaritium des Mittelfingermittelgelenks (27jähr. Seemann.)
Völlige Zerstörung des Gelenks
a pfeilrecht;   b stirnrecht.

Das Schicksal des Gelenks ist im wesentlichen abhängig von dem Zustande seiner beiden Knorpelflächen. Ist die Zerstörung zu weit vorgeschritten, so erfolgt Versteifung, deren Beseitigung späterer operativer Behandlung vorbehalten bleiben kann.

Zeigt sich keine Heilungstendenz, treten aus den Öffnungen trübe, glasige, schmierige Granulationen hervor, lockert sich der Bandapparat des Gelenks immer mehr, so ist eine Änderung des Vorgehens am Platz. Fingerextension mit regelmäßig täglich wiederholter Durchspritzung des Gelenks mit Kochsalzlösung, Vucin- oder Carbollösung stellt einen noch aussichtsvollen Versuch dar, die radikaleren Verfahren der Resektion beider oder eines Gelenkendes und die Amputation zu vermeiden. Ob schließlich, wenn auch dieser Versuch fehlschlägt, die Basis oder das Köpfchen des Nachbarknochens oder beides, je nach dem Befunde, mit breiter Eröffnung des Gelenks reseziert wird und dadurch günstigere Wundverhältnisse geschaffen werden, oder ob Amputation des Fingers erfolgt, ist eine Frage der sozialen Stellung des Kranken und seiner ökonomischen Lage. Der Ausgang pflegt in solchen Fällen die Versteifung zu sein, die in günstiger Stellung erfolgen muß. Als günstig hat sich im allgemeinen mittlere Beugestellung erwiesen.

Zum Panaritium rechnen auch die

eitrigen lymphangitischen Infektionen der Finger und Hand.

Sie lassen sich unter die besprochenen, nach der anatomischen Anordnung bedingten, Formen nicht einreihen. Sie können den Ort der Infektion am Finger ganz überschlagen und sich erst in den Lymphdrüsen am Ellenbogen oder der Achselhöhle niederlassen oder aber unter septischen Erscheinungen zu schwersten Phlegmonen aller Fingergewebe unter schnellem Fortschreiten in den Lymphbahnen des Armes führen.

Das Ärztepanaritium

deckt sich im allgemeinen mit dem Begriff der foudroyant verlaufenden, zunächst in den Lymphbahnen sich abspielenden eitrigen Infektion an Finger und Hand.

Ähnlich schwer pflegen nur Panaritien nach Bißverletzungen und nach Fischflossenstichen in ungünstigen Fällen zu verlaufen. Die Ursache des schweren Verlaufs des Ärztepanaritiums ist die durch Menschenpassage hochgezüchtete Virulenz der Erreger, besonders der Streptokokken. Auch die bei Infektion an infizierten Wunden — Wundhaken, Knochenzacken — häufig sehr intensive Verreibung der Erreger in die Gewebslücken und die unmittelbare Übertragung ohne Zwischenkultur oder Konservierung in der Außenwelt kommen in Betracht.

In der *Behandlung* dieser schwersten Finger- und Handinfektionen hat sich *frühes* örtlich chirurgisches Vorgehen nicht bewährt. Der Kranke gehört bei den ersten Anzeichen ins Bett. Kreislaufmittel, schmerzlindernde und stuhlgangfördernde Mittel werden verabreicht. Die Schweißabsonderung wird angeregt. Örtlich verordne ich Kamillenteeumschläge und lege Wert auf BIERsche Stauung. Es ist das die einzige Gelegenheit bei der

Behandlung des akuten Panaritiums, bei der die BIERsche Stauung Nutzen verspricht. Örtlich am Finger eingegriffen wird erst, wenn sich nach den im vorstehenden gegebenen Anweisungen eine Anzeige ergibt.

Die Technik der BIERschen Stauung habe ich im allgemeinen Teil (Stück 30) beschrieben.

39. Erysipeloid und Schweinerotlauf.

Die Identität von Erysipeloid und Schweinerotlauf beim Menschen muß als feststehend gelten. Befallen werden vorwiegend Schlächter, Köchinnen, Konservenarbeiter, Tierpfleger, Tierärzte, Gerber, die mit rotlaufkranken Tieren oder mit ihrem Fleisch zu tun haben. Bei Menschen kommt vorwiegend die örtliche Art des Schweinerotlaufs zur Beobachtung.

Den *Eingang in den Körper* findet die Erkrankung stets durch eine kleine Verletzung, mag sie bei der Berührung mit den infizierten Stoffen vorhanden sein oder bei der Beschäftigung mit ihnen entstehen. Ihr Sitz ist vorwiegend die Hand.

Die *Inkubation* beträgt im Mittel 3 Tage, sie kann sich auf wenige Stunden verkürzen oder auch auf 5 bis 6 Tage verlängern.

Die Krankheit beginnt mit Jucken und Brennen an der nicht selten der Wahrnehmung entgehenden Verletzungsstelle. Dazu gesellt sich unter Zunahme des Juckens und Auftreten von Spannungsgefühl blaurötliche Verfärbung und Schwellung der Haut, oft mit Erhabenheiten, selten mit Blasen, die langsam weiterwandert und stets gegen die Umgebung scharf, oft zackig abgesetzt ist. Die Fingeransätze und die Handwurzel bilden Schutzwälle gegen das Fortschreiten, die indes, besonders die ersteren, nicht selten überwunden werden. Die Hohlhand bleibt meist verschont. Die Gelenke der befallenen Zone, in vereinzelten Fällen die übrigen Körpergelenke, können beteiligt werden. Die Infektion wird nicht selten von der kratzenden Hand auf irgendeine Körperstelle übertragen. Das Allgemeinbefinden ist meist wenig oder nicht gestört. Die Körperwärme ist meist nicht, oder nur unwesentlich gesteigert. Schwerer verlaufende Fälle auch Todesfälle, kommen vor. Ihnen liegen wohl meist lymphangitische Mischinfektionen zugrunde.

Behandlung. Wird die befallene Hand ruhig gestellt, geschont, so erfolgt meist unter geringem, feinem Schuppen innerhalb 3 bis 4 Wochen Zurückgehen oder Abheilung. Andere Fälle zeichnen sich durch besondere Hartnäckigkeit aus. In verkümmerter, noch leicht juckender Form kann der Prozeß an irgendeiner Stelle des Fingers weiterleben. Nach Anstrengungen oder Traumen, wie einem Schlag mit der flachen Hand, kommt die Krankheit von neuem zum Vorschein.

Feststellende Salbenverbände, Jodtinkturpinselungen und Ruhigstellung, sowie feuchte Verbände mit milden, antiseptischen Lösungen können die Heilung beschleunigen. Das Wirksame bei diesen Maßnahmen ist wohl die Ruhigstellung. Höhensonnen-Intensivbestrahlungen haben sich bewährt. *Die sichere und schnelle Wirkung des Rotlaufserums auf alle Fälle dieser Erkrankung vollendet den Beweis für die schon klinisch gegebene Identität von Erysipeloid und menschlichem Schweinerotlauf.* Gegeben werden 15 bis 20 ccm Rotlaufserum ad usum humanum intraglutaeal (etwa 1 bis 2 ccm auf je 10 kg Körpergewicht). Nur in seltenen Fällen sind wiederholte Gaben nötig. Die Heilung erfolgt meist nach 2. spätestens nach 3 Tagen.

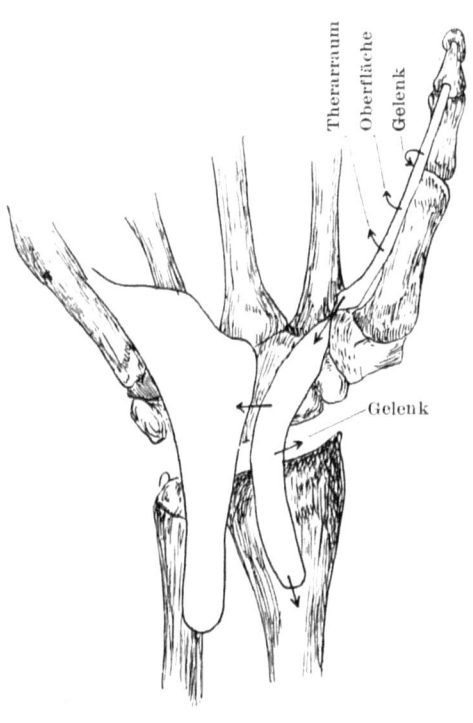

Abb. 49. Ausbreitungswege des Sehnenscheidenpanaritium des Daumens (nach KANAVEL).

Die Gefahr der Anaphylaxie bedarf beim Rotlaufserum der Beachtung.

Auch durch Umschläge der erkrankten Teile mit Rotlaufserum wurde Heilung erreicht.

Behandlung der tiefen Handpanaritien.
40. Sehnensackphlegmone der Hohlhand (Bursitis carpalis purulenta).

Die Hohlhandscheidensäcke (s. Abb. 49 u. 50) sind unmittelbarer Infektion zugänglich. Häufiger werden sie eröffnet und infiziert von tiefen stichartigen Wunden, als von großen offenen Handverletzungen. In der bei weitem größten Mehrzahl der Fälle ist die eitrige karpale Bur-

130   Behandlung der tiefen Handpanaritien.

sitis eine sekundäre Erkrankung, *fortgeleitet aus den Sehnenscheiden des Daumens oder seltener des kleinen Fingers*. Sie beginnt als Sehnenpanaritium, das sich zunächst auf Daumen oder kleinen Finger beschränkt und an der Verengerung oder an dem Verschluß gegen die Hohlhandbursa

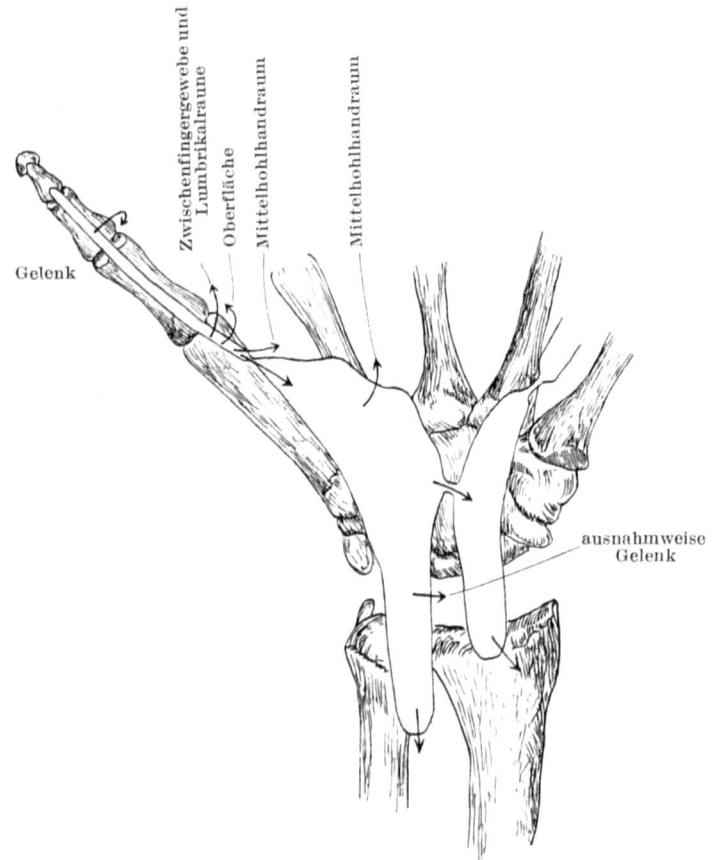

Abb. 50. Ausbreitungswege des Sehnenscheidenpanaritiums des kl. Fingers (nach KANAVEL).

halt macht. Bringen ausgiebige Einschnitte keine frühe Entlastung, leider auch hin und wieder trotz ausgiebiger Einschnitte, setzt die eitrige Hohlhandbursitis oft plötzlich ein.

In Ausnahmefällen können Sehnenscheidenpanaritien der drei mittleren Finger zur karpalen Bursitis führen, der anatomischen Anordnung nach am leichtesten am Ringfinger. Auch umgekehrt kann die karpale Bursitis in seltenen Fällen Sehnenscheidenentzündungen der mittleren Finger verursachen.

Indes ist die Fingersehnenscheidenentzündung kein notwendiges Zwischenglied zwischen eitriger Fingerverletzung und karpaler Bursitis. Durch eine fortschreitende Phlegmone oder durch lymphangitische Fortleitung kann die Verletzung am Finger, die oft unbedeutend ist, unmittelbar zur Vereiterung der Handscheiden führen.

Ebenso können Verletzungen und Eiterungen an der Beugeseite des Unterarms nahe am Handgelenk die Hohlhandsäcke infizieren. Auch daß Handgelenkeiterung auf die Hohlhandsäcke übergeht, wurde beobachtet.

Die Absackung zwischen radialem und ulnarem Beutel bedeutet eine Barriere, die erst nach gewissem Widerstreben überwunden wird. Alle Beobachtungen stimmen darin überein, daß *der radiale Sack seine Eiterung weit häufiger ulnarwärts weitergibt als umgekehrt*. Der neu ergriffene Hohlhandsack kann die Eiterung wieder peripherwärts zur Scheide des zugehörigen Kleinfingers oder Daumens leiten und vollendet dadurch die Kreuzung oder U-Form der Phlegmone. Sehr selten und erst nach langem Bestand der Eiterung wird der durch zweifache Fascienlage und Muskulatur versperrte Zwischenknochenraum zum Handrücken hin durchsetzt.

Die nächste Etappe auf der fortschreitenden Bahn der Phlegmone ist der tiefe Fascienraum des Unterarms. Wie die Füllungsmasse im Experiment liegt der Eiter, wenn er die proximale Grenze der Hohlhandsäcke durchbrochen hat, unmittelbar auf dem Pronator teres, dem Ligamentum interosseum und den beiden Unterarmknochen, bedeckt von den Sehnen und vom Muskelfleisch des Flexor digitorum profundus (s. Abb. 51). Etwa 4 Querfinger oberhalb des Handgelenks wird der Eiter durch die Muskelansätze von der Elle abgedrängt. Handbreit oberhalb des Handgelenkes weicht er aus, um die Bäuche des tiefen Fingerbeugers herum, bis er auf den ulnaren Handbeuger trifft (s. Abb. 52). Auf diesem Wege stößt er auf den N. medianus und weiter die ulnaren Gefäße. Beiden folgt er zunächst rückwärts zur Hand hin, mit den ulnaren Gefäßen etwa 4 Querfinger oberhalb des Handgelenks unter der Haut zum Vorschein kommen, dann aber auch zum Ellenbogengelenk herauf. In spärlichen Fällen nur umschwemmt der Eiter die radialen Gefäße.

Selten bricht der Eiter in das Handgelenk durch, eine sehr ernste Komplikation, die anscheinend meist im höheren Alter vorkommt.

Der Übergang der Infektion auf den Handsack bei einem Sehnenpanaritium des Daumens oder kleinen Fingers verrät sich meist schon durch die augenfällige Veränderung im Allgemeinzustand. Die bei zunehmendem Ödem oder nach dem Einschnitt in den Finger weichenden spontanen *Schmerzen* werden wieder lebhafter. Sie können sich bis ins Unerträgliche steigern. Der Kranke ist mitgenommen, übernächtigt. Die Körperwärme hebt sich wieder und kann zu hochfieberhaften Graden ansteigen, doch kann sie auch jede Veränderung vermissen lassen. Bei der ulnaren Bursitis stehen die drei mittleren

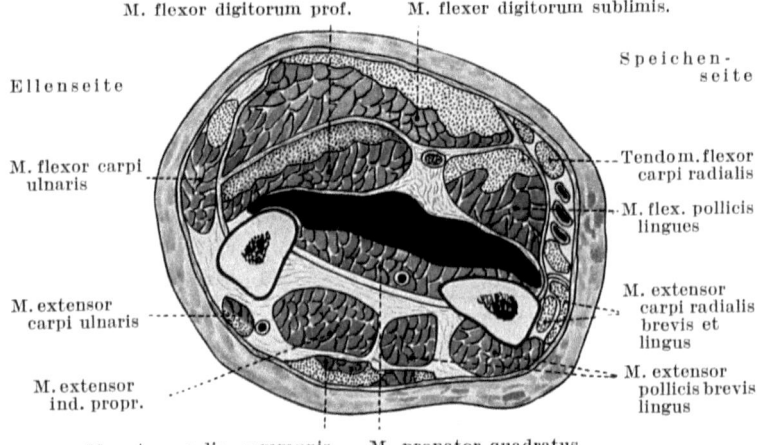

Abb. 51. Unterarm-Querschnitt in Höhe des M. pronator quadratus, wenige Querfinger oberhalb des Handgelenks. Injektionsmasse schwarz. (Nach KANAVEL).

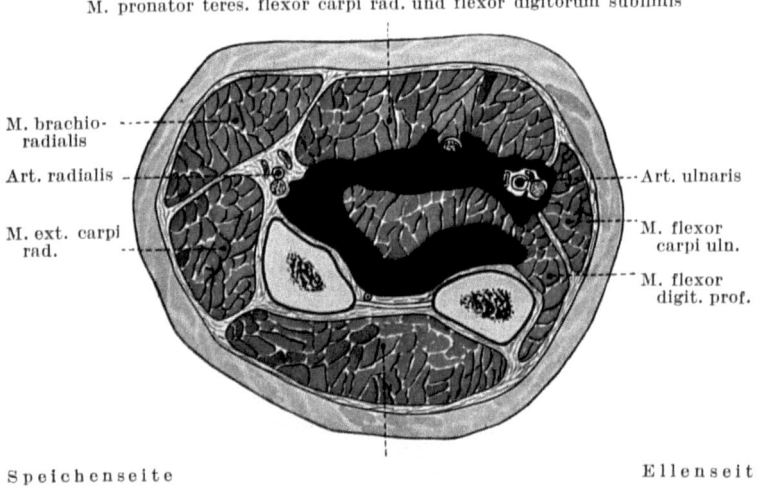

M. extensor poll. long., extensor carpi ulnaris extensor digitalis V. und extensor digitorum.

Abb. 52. Unterarmquerschnitt. Mitte des Unterarms. Injektionsmasse schwarz. (Nach KANAVEL.)

Sehnensackphlegmone der Hohlhand. 133

Finger, die bis dahin schmerzlos gebeugt werden konnten, *unbeweglich in mittlerer Beugestellung*. Jeder aktive und passive Bewegungsversuch, besonders im *Sinne der Streckung*, bereitet lebhafte Schmerzen. Auch die Hand wird gewöhnlich leicht gebeugt fixiert gehalten. Die Hand ist sichtlich *geschwollen*. Indes bleibt die Höhlung der Handfläche erhalten. Besonders deutlich ist die Schwellung am Unterarm zentral des Lig. volare. Am stärksten kennzeichnet sich schon in den frühesten Stadien die Schwellung des Handrückens.

Zur *Diagnose* ist auch hier neben der typischen Fingerhaltung und Schwellung der *Druckschmerz* das brauchbarste Kennzeichen. Hat der Kranke die erste Furcht überwunden, in der er vielfach jede Berührung an der erkrankten Hand als schmerzhaft bezeichnet, so gelingt es durch leisen Druck mittels Sondenknopfes, die Ausdehnung des Entzündungsherdes sicher zu umgrenzen (s. Abb. 35 für den ulnaren Sack).

Schon früh kann sich ausgesprochene *Rötung* der Hohlhand einstellen. *Sie kann indes gänzlich fehlen oder durch fahlblaue Blässe ersetzt sein. Fluktuation* wird als Früherscheinung stets vermißt.

Erfolgt kein entlastender Einschnitt, so unterscheidet sich der weitere Verlauf je nach der Virulenz des Prozesses und Widerstandsfähigkeit des Erkrankten. In *günstigen* Fällen oder auch bei unzureichenden Eingriffen tritt zunächst im Allgemeinzustand eine gewisse Beruhigung ein. Die Lebhaftigkeit der Schmerzen läßt nach oder macht infolge Drucks auf den N. medianus einer gewissen Ertaubung mit Kribbeln in den Fingern Platz. Dringt der Eiter, der die bedeckende Hohlhandfascie nicht durchbohren kann, unter das Lig. transversum hindurch auf den Unterarm vor, oder in den Hohlhandfascienraum, und von hier aus mit den Spulwurmmuskeln ins Interdigitalgewebe so zeigen in vielen Fällen neue Verschlechterungen des Allgemeinbefindens, stets neue Schmerzpunkte mit umschriebenen Schwellungen und auch wohl Rötungen, endlich an den Seiten der Fingergrundglieder auch Fluktuation unter verdünnter Haut den sich anbahnenden Durchbruch nach außen an. Mit der Zeit schmilzt der Eiter auch Stücke der Hohlhandfascie ein; er entleert sich außer nach den anderen bevorzugten Stellen durch Fisteln in der Hohlhand, die meist nahe der Basis des Daumens und kleinen Fingers sich bilden. Nekrotische Sehnen- und Fascienteile, selten Nerven (s. oben) stoßen sich ab. Der Prozeß kann nach Monaten zur Ausheilung kommen mit versteiften Fingern und versteiftem Handgelenk.

In *ungünstigen* Fällen zeigen Schwellung, Rötung und Schmerz das Fortschreiten des Prozesses bald schleichend, bald mit stürmischer Schnelligkeit auf dem Unterarm an. Der zentrale Blindsack der Scheidenbeutel am Unterarm wird durchbrochen; oder auch das Bindegewebe außerhalb des Beutels nimmt ohne Durchbruch an der Entzündung teil, die nunmehr unter Schwellung, Rötung und Funktionsausschaltung der Beugemuskulatur ohne Schranken ihren Weg im lockeren Zwischenmuskelgewebe nach oben fortsetzt.

Zusammenfassend sind für die Erkennung die wichtigsten Zeichen die mit lebhaften Schmerzen in der Hand einhergehende Verschlechterung des Allgemeinzustandes, die leichte Beugestellung und lebhafte Streckungsschmerzhaftigkeit der Finger, soweit ihre Sehnen den betroffenen Scheidensack durchziehen, und die auf das Gebiet der erkrankten Bursa beschränkte Druckschmerzhaftigkeit.

Behandlung. Die Eröffnung der Entzündungsherde an den Fingern ist der erste Akt der Behandlung der Karpalbursitis — ob auch zeitlich der erste, darauf komme ich in der Folge zurück.

Bei der Entzündung des Hohlhandsehnensacks ist wie bei der Fingerscheide oberste Regel die *Freilegung der erkrankten Scheide in ganzer Länge durch mehrfache Schnitte, deren Lage so gewählt wird, daß physiologisch wichtige Teile in den Bedeckungen erhalten bleiben.* Die Schnitte dürfen länger sein als am Finger, da die tiefere Lage der Sehnen sie vor der gefürchteten Austrocknung schützt. Die frühe Entlastung der Scheide ist dabei zur Erhaltung der Sehnen und ihrer Bewegung so wesentlich, daß alle Maßnahmen auf schnellste Diagnose und frühe Operation gerichtet sein müssen. Der sicher begründete Verdacht einer eitrigen Bursitis carpalis indiziert schon ihre Operation. Eröffnet wird nur der Teil des Scheidensystems, der erkrankt ist, dieser aber in ganzer Ausdehnung.

Für die Lage der Sehensäcke in der Hohlhand sind leicht zugängliche Anhaltspunkte nur an ihrem peripheren und nahe ihrem zentralen Ende gegeben. Einschnitte in die Sehnensäcke beginnen daher meist an ihrem peripheren Ende, wo die eitergefüllte Fingerscheide den Weg zum benachbarten Hohlhandsack weist.

Zur Eröffnung des *radialen Scheidensacks* sind zwei Einschnitte in Gebrauch, der längere in der Hohlhand, die kürzere Fortsetzung am Unterarm (s. Abb. 53). Sie lassen eine Brücke zwischen sich, in der das Lig. carpi volare liegt und dicht an seinem peripheren Rande der Medianusast für den Daumenballen. Seine Verletzung ist sorgfältig zu vermeiden. ,,Man würde damit einen Nervenast opfern, an den als wichtigste Funktion diejenige des M. opponens geknüpft ist, und der somit für die Bewegungen des Daumens womöglich von noch größerer Bedeutung ist als der in seiner Funktion bedrohte M. flexor pollicis longus selbst'' (KEPPLER).

Die Bursa radialis liegt in ihrem Handanteil tief versteckt in der Muskulatur des Daumenballens an seinem ulnaren Rande. Während die Scheide in ihrem fingernahen Anteil auch im Bereich des Ballens, wo die Sehne auf dem Adductor verläuft, noch leicht zu finden ist, wird die Orientierung in der Mitte und an der Basis des Ballens, wo die Sehne und die sie umhüllende Bursa zwischen den beiden Bäuchen des kurzen Daumenbeugers sich versteckt, wesentlich schwerer. Der Höcker des Os multangulum majus, von dem das Lig. carpi transversum entspringt, gibt für das zentrale Schnittende einen guten Anhaltspunkt. Die Schnittrichtung läßt ihn radialwärts liegen, so daß sie nahezu auf die Mitte der Handwurzel zielt. Die Masse des Daumenballens bleibt also an der radialen Seite des Schnittes, der nahe dem radialen Hohlhandrande verläuft. *Das zentrale Schnittende darf die Höhe des Fortsatzes des Os multangulum majus nicht erreichen, da in seiner Höhe der erwähnte motorische Medianusast um den Rand des Lig. transversum zieht.* Der Schnitt endet also fingerbreit distal des erwähnten Höckers. Die Orientierung gelingt unschwer, wenn von einem Einschnitt in die Scheide über dem Daumengrundglied aus (Abb. 53) eine Sonde in die Scheide zentralwärts vorgeschoben wird, die für den tastenden Finger des Operateurs leicht zu fühlen ist. Der schwächere radiale Anteil des oberflächlichen Hohlhandbogens muß dabei unterbunden werden.

Der Unterarmanteil des radialen Schleimbeutels wird meist durch einen Schnitt etwas radialwärts der Sehne des M. palmaris longus eröffnet (s. Abb. 53). Seine Lage entspricht ungefähr der Mitte zwischen den Sehnen des Palmaris und des Flexor carpi radialis. Ist die Schwellung der Erkennung der Sehnen im Wege, so dient der Höcker des Multangulum majus und des Naviculare als Anhaltspunkt, auf dessen ulnaren Rand zu der Einschnitt führt. Er liegt dann etwa $\frac{1}{2}$ cm radialwärts der Mittellinie des Unterarms. Der Schnitt darf gefahrlos den zentralen Rand des Lig. transversum einkerben. Auch hier kann wieder eine mit der Sehne des Daumenbeugers vom Hohlhandschnitt her unter dem Querband zum Unterarm heraufgeführte Sonde das Vorgehen erleichtern.

KANAVELs Forschungen zeigten indes, daß der Eiter der Haut viel näher liegt an der *Seite* des Unterarms unmittelbar auf der Speiche (Abb. 51). Er geht demgemäß unmittelbar an der Speiche ein zwischen dem Knochen einerseits und den Gefäßen und dem Flexor carpi radialis andererseits (s. Abb. 54). Als Wegweiser benutzt er eine vom Handeinschnitt aus eingeführte Sonde oder

136 Behandlung der tiefen Handpanaritien.

Zange, die unter den Sehnen liegend unter dem Lig. carpi transversum durchgeht. Der Seitenschnitt ist dem Schnitt an der volaren Seite bei Durchbruch des Eiters aus dem Scheidensack an Wirksamkeit weit überlegen, besonders wenn er durchgeführt wird bis zum entsprechenden Schnitt an der Ulnarseite, von dem

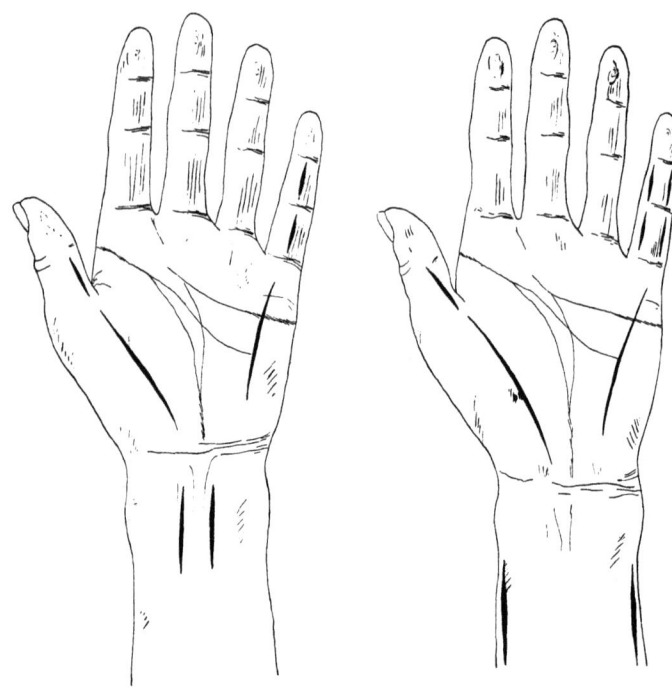

Abb. 53. Schnittanlage zur Eröffnung des Sehnensackpanaritium.

Abb. 54. Schnittanlage zur Eröffnung der Sehnensackpanaritien (Unterarmschnitte nach KANAVEL).

noch die Rede sein wird. Er kämpft nicht mit der Anzahl der Sehnen, die mit ihrem beginnenden Muskelfleisch beim Schnitt von der Beugeseite aus die wirksame Drainage immer wieder verlegen.

Es kann sich auch subcutan am Unterarm unmittelbar über dem Lig. transversum Eiter ansammeln. Er steht nicht in Verbindung mit dem Scheidensack. Zu seiner Entleerung genügt ein kurzer Einschnitt durch die Haut. *Über die Entleerung dieses*

Eiters darf der Herd in der Tiefe nicht vergessen werden. Der Schnitt an der Speichenkante ist stets erforderlich. Die Länge des Seitenschnitts am Unterarm muß die Regel beherzigen: Je höher herauf zum Rumpf, desto länger muß der Schnitt werden zur wirksamen Drainage. Die Sicherstellung der Eiterentleerung ist der leitende Gesichtspunkt. Die Gefahr der Sehnenaustrocknung liegt hier kaum vor.

Drainage ist meist nicht erforderlich. Doch kann eine leichte Drainage mit Guttaperchapapier oder mit schmalen, salbegetränkten Mullstreifen den Eiterabfluß sicherstellen. Gummi- oder Glasdrains, mit den Sehnen unter dem Lig. carpi transversum durchgeleitet, sind verhängnisvoll für die Sehnen. Sie schaden mehr als sie nützen.

Geht die Infektion nicht vom Daumen aus, sondern vom ulnaren Scheidensack oder aus einer anderen Quelle auf den radialen Scheidensack über, kann zunächst nur der radiale Handscheidensack eröffnet werden, während die Scheide im Bereich des Daumens unberührt bleibt, bis etwa auch an ihr Zeichen der Infektion nachgewiesen werden. Der Schnitt am Daumenballen endet also proximal des Daumengrundgelenks. Da indes die Infektion als Regel auf die Scheide im Bereich des Daumens übergeht, eröffnen manche auch in diesen Fällen die Daumenscheide nach der oben geschilderten Art.

Anhaltspunkte für die Richtung des Schnitts in die *Bursa ulnaris* gibt die leicht zu bestimmende Lage der Beugesehne an der Basis des kleinen Fingers und der Haken des Os hamatum, auf dessen radialem Rand die Schnittrichtung führt (Abb. 53). FORSELL empfiehlt, den Schnitt möglichst ulnar zu legen, um nicht die Ringfingersehne unnütz mit freizulegen. Auch in der ulnaren Bursa gelingt die Öffnung am peripheren Ende am leichtesten. Eine Sonde von hier aus zur Handwurzel hin eingeführt, kann den Einschnitt im Bereich des Kleinfingerballens erleichtern. Ein allzu kurzer Schnitt erschwert hier wie am Daumenballen die Orientierung und die Eiterentleerung. Der oberflächliche Hohlhandbogen muß unterbunden werden.

Zur Festlegung der Schnittrichtung des Unterarmschnitts dient das Erbsenbein, um dessen radialen Rand der Sehnensack herumzieht. Über ihm und zugleich etwas mehr ulnarwärts liegen die ulnaren Nerven und Gefäße. Der Schnitt muß daher wenig radialwärts vom Erbsenbein vorbeiweisen. Ist die A. ulnaris zu tasten, so wird der Einschnitt etwa 1 cm radialwärts der pulsierenden Stelle angelegt (FORSELL). Der richtig angelegte Schnitt liegt zwischen mittlerem und ulnarem Drittel der Handgelenkslinie. Nach Durchschneidung der Fascie gelingt am Unterarm unter Zuhilfenahme vorsichtiger passiver Bewegungen des kleinen Fingers die Auffindung des Ellenhandscheidensacks meist unschwer, besonders wenn er mit Eiter gefüllt ist.

Wie an der radialen Seite, ist auch ulnar der KANAVELsche Seitenschnitt dem Schnitt von der Beugeseite aus vorzuziehen. KANAVEL geht etwa zwei Querfinger oberhalb des Griffelfortsatzes der Elle in einer Länge von zwei Querfingern oder etwas mehr unmittelbar auf den Rand der Elle ein und dringt nach Durchschneidung der Fascie stumpf zwischen Knochen und Weichteilen vor (s. Abb. 54). Von dem Schnitt aus fühlt der eingeführte Finger den eitergefüllten Scheidensack, der sich nun leicht eröffnen läßt. Meist — mit Ausnahme der Frühfälle — hat der Eiter ihn schon durchbrochen und sich in den Fascieraum des Unterarms gedrängt. Macht die Auffindung des Scheidensacks Schwierigkeiten, so weist eine Sonde, von dem Schnitt in der Hohlhand unter das quere Hohlhandband eingeführt, den Weg.

Ist auch die radiale Bursa beteiligt, so wird eine Zange auf der Elle unter den Weichteilen durch bis gegen die Haut an der Speichenseite vorgeschoben und die Haut über der Speiche gegen die Zange durchschnitten. Durch Öffnen der Zange werden die Weichteile auf die Länge des Hautschnitts von den Knochen (und Pronator teres) getrennt. Der Schnitt darf besonders an der Radialseite nicht zur Beugeseite abweichen, da er sonst die Speichenschlagader gefährdet. Auch wenn der Schnitt allzunahe am Handgelenk angelegt wird, gerät die Speichenschlagader in Gefahr.

Ebenso wie an der radialen Seite kann sich über der Elle an der Beugeseite subcutan Eiter ansammeln und einen oberflächlichen Schnitt durch die Haut auf den Herd notwendig machen. *Er überhebt nicht des beschriebenen ulnaren Seitenschnittes in den Unterarmanteil des ulnaren Scheidensacks.*

An der ulnaren Bursa bedingt die beginnende gekreuzte Phlegmone, sowie die Infektion der ulnaren Bursa allein nur Schnitte in die ulnare Bursa unter Freilassung der Fingerscheide. Bei vorsichtiger Eröffnung gelingt es eher als beim radialen Sack, den Fingeranteil freizuhalten.

Die *Reihenfolge der Schnitte* führt meist von dem am wenigsten septischen in das am meisten infizierte Gebiet. Nur anatomisch schwierige Verhältnisse lassen es geraten erscheinen, von dieser Regel abzuweichen.

Schreitet die Eiterung am Unterarm vor — *progrediente Unterarmphlegmone* — so eröffnen nunmehr mit der Annäherung an den Stamm immer längerwerdende Einschnitte den Eiter, wo er sich findet. Die Kenntnis des dem Eiter durch die Gewebslücken zwischen den Muskeln vorgeschriebenen Weges erleichtert seine Auffindung. Die Einschnitte bleiben zunächst der Richtung der Bursaeinschnitte am Unterarm treu.

Nach Durchtrennung der Fascia antebrachii gelingt es leicht, höher am Unterarmschaft den oberflächlichen Herd, der bei radialer Erkrankung zwischen Flexor digit. und Flexor carpi radialis liegt, bei ulnarer zwischen den Fingerbeugern und Flexor carpi ulnaris (s. Abb. 52), ausgiebig freizulegen. Schwieriger sind die tiefen Herde auf dem Lig. interosseum anzugehen.

Auch für die Eiterungen höher am Arm empfiehlt KANAVEL auf Grund seiner Experimente und Querschnittstudien Schnitte von der Seitenfläche des Armes aus. Ungefähr in der Mitte des Unterarmes liegt der Eiter zwischen M. flexor carpi ulnaris und Flexor sublimis um den ulnaren Gefäßstrang. Der Einschnitt erfolgt in einer Länge von etwa 5 cm einen Querfinger vor dem fühlbaren Rande der Elle und dringt stumpf in den bezeichneten Zwischenraum vor (s. Abb. 52) oder geht unmittelbar auf die Elle ein und löst die anhaftenden Muskelbündel des Flexor carpi ulnaris ab. Der Schnitt nach KANAVEL hat auch in der Mitte des Unterarmes so viel Vorteile, daß er als bester Weg zur Behandlung der vordringenden Armphlegmone bezeichnet werden muß.

Es bleibt oberster Grundsatz, stets nur den Teil des Scheidenbeutelsystems zu eröffnen, der infiziert ist, diesen Teil aber in ganzer Ausdehnung durch mehrfache Schnitte anzugehen, die in Weichteilbrücken funktionswichtige Organe unberührt lassen.

Wenn schon für die Panaritiumoperation *Betäubung und Herrichtung des ganzen operativen Apparates* verlangt wurde, so hat diese Forderung erst recht Gültigkeit für die tiefe Hohlhandphlegmone. Kurznarkosen mit Evipan oder Eunarkon beginnen Chloräthyl- und Ätherrausch sowie Plexus- und Leitungsanästhesien zu verdrängen.

Zur Erhaltung der Übersicht, zur Blutsparung und Beschleunigung des Eingriffes ist *Blutleere* erforderlich.

Die *Nachbehandlung* gestaltet sich entsprechend der Nachbehandlung des Sehnenpanaritiums.

Die Finger werden wie beim Sehnenpanaritium zunächst in *leichter Beugestellung verbunden*. Flachen Handbrettern muß durch Polsterung eine leichte Krümmung gegeben werden. Übungen setzen ein, sobald die akute Lebensgefahr vorbei ist, beim ersten Verbandwechsel. Nur bei Teilinfektionen des Scheidenapparates einer Sehne werden sie verzögert, bis Granulationsbildung die Ausbreitung der Infektion durch Bewegungen ausschließt. Der Übergang der Finger in mittlere Beugestellung erfolgt im Falle der Abstoßung oder Verwachsung der Sehne durch Narbenschrumpfung oft von selbst.

Die *Prognose* der tiefen Hohlhandphlegmone ist stets ernst. Nur ausnahmsweise wird sie ohne jede Schädigung der Hand- und Fingerfunktion überstanden; nur zu oft mit völligem Verlust jeder Gebrauchsfähigkeit der Hand und Finger bezahlt; nicht gar so selten führt sie zur Amputation oder zu tödlichem Ausgang.

Der Ausgang ist in großem Maßstabe von der Widerstandsfähigkeit des Trägers und von der Behandlung abhängig. Rechtzeitige und zweckmäßige Behandlung vermag besonders bei der Sehnensackphlegmone lebensrettend zu wirken. Aber nicht in allen Fällen vermag sie den verhängnisvollen Lauf besonders bei der hochvirulenten Streptokokkeninfektion des Ärztepanaritiums und der auf Tier- oder Menschenbisse folgenden Sehnensackinfektion zu ändern. Ältere Personen über das 40. Lebensjahr hinaus, Diabetiker, Nephritiker und Alkoholiker haben besonders geringe Widerstandskraft.

Die Mortalität muß auf 3 bis 10% angenommen werden, Ausgänge mit schlechter Funktion, eingeschlossen Amputation, auf etwa 45% mit guter Funktion ebenfalls auf etwa 45%. Besonders zerstörend wirkt der Druck, welchem die Sehnen unter dem Lig. carpi volare ausgesetzt sind.

Am günstigsten ist die Prognose bei der *ulnaren* Bursitis ohne Tendovaginitis des kleinen Fingers. Je mehr radial der Finger liegt, der zur Ulnarbursitis Veranlassung gibt, desto größer ist die Gefahr für das Zurückbleiben ausgedehnter Verwüstungen. Die Daumensehne fällt bei ihrem mangelhaften Mesotenon leicht der Nekrose anheim. Bleibt sie jedoch erhalten, so ist die Aussicht, ihre Funktion wieder herzustellen, größer als bei der Kleinfingersehne.

Bei primärer Infektion der *ulnaren* Bursa bleibt die Infektion in drei Vierteln der Fälle auf die ulnare Bursa beschränkt, in einem Viertel findet Ausbreitung auf die radiale Bursa statt, bei primärer Infektion der *radialen* Bursa hat in einem Sechstel nur eine Beschränkung auf sie statt, in fünf Sechsteln erfolgt Übergang auf den ulnaren Sack. Da außerdem Handgelenkinfektionen anscheinend ausschließlich vom radialen Sehnensack aus erfolgen, verdient die *radiale Bursitis das Attribut größerer Gefährlichkeit.*

Die Prognose der *Handgelenkinfektion* ist besonders ernst. Verhaltungen in den zahlreichen Buchten des Handgelenkes, Knochennekrosen und Eiterungen in den kurzen Scheiden der Rückseite sind die häufigste Veranlassung zur Amputation.

Vorderarmeiterungen als solche hinterlassen, solange sie sich auf die Beugeseite beschränken, bei sachgemäßer Behandlung selten wesentliche Funktionsstörungen.

Die *Behandlungsdauer* beträgt in günstig verlaufenden Fällen etwa 3 bis 4 Wochen, in ungünstigen Fällen ebenso viele Monate und länger.

Ich glaube den *Ausgang* der Sehnenscheidenphlegmone an der Hand nicht besser verdeutlichen zu können als durch die wörtliche Anführung eines Befundes, wie er jedem gutachtlich tätigen Arzt vorkommt.

Der 48jährige Bäckereigehilfe Gr. erlitt am 3. März 1920 dadurch einen Unfall, daß ihm die Kuppe des linken Daumens in der Teigmaschine abgequetscht wurde. Die Wunde infizierte sich. Es trat eine Sehnenscheidenphlegmone des Daumens und eine Sehnensackphlegmone der linken Hohlhand hinzu. Gr. wurde 4 Monate im Krankenhaus, im ganzen 6 Monate behandelt. Am 24. September 1920 wird eine Rente von 60% für ihn ärztlich vorgeschlagen. Die Nachuntersuchung am 17. Februar 1921 ergibt folgenden Befund:

Sämtliche dreigliedrigen Finger der linken Hand stehen im Mittel- und Endgelenk in Streckstellung völlig versteift, im Grundgelenk leicht gebeugt, wie die Orgelpfeifen nebeneinander (Handbrett!). Im Grundgelenk können sie aktiv und passiv um etwa 20% weiter gebeugt werden. Völlige Streckung im Grundgelenk ist nicht möglich. (Die Finger standen früher auch im Grundgelenk in Streckstellung; die Beugung ist in den letzten Monaten eingetreten und nimmt etwas zu.) Von einem Faustschluß kann nicht gesprochen werden. Spreizung der Finger ist aufgehoben. Der Daumen ist in der Mitte des Grundgliedes abgesetzt. Der im Grundgelenk versteifte Stumpf wird auf Aufforderung mit seinem Mittelhandknochen der Handfläche wenig genähert. Opposition ist nicht möglich. Das linke Handgelenk ist völlig versteift. Jede Umwendbewegung des Vorderarmes ist aufgehoben. Die Hand steht in der Richtung der Unterarmachse etwas speichenwärts abgewichen. Die dreigliedrigen Finger hingegen weichen im Grundgelenk etwas ellenwärts ab, so daß die Unterarmachse, von der Fläche gesehen, leicht S-förmig verläuft.

Unter den zahlreichen Narben an der Hand und am Vorderarm sind besonders auffallend kurze, tief eingezogene, nicht verschiebliche Narben mitten in der Hohlhand, zwei ähnliche am Daumenballen und zwei ebensolche über der Handbeugefalte am Unterarm. Die Haut der linken Hand und Finger ist im übrigen zart und glatt. Die normalen Hautfalten an Hand und Fingern sind nicht mehr erkennbar, statt dessen ist eine feine Längsfältelung an den Fingern angedeutet. Spitz und stumpf wird an der Daumenseite der Hand und an den ersten drei Fingern nicht unterschieden. (Medianus und Radialisäste beschädigt.) Auf dem Mittelglied des Mittelfingers sitzt eine längliche fünfzigpfennigstückgroße Blase mit eitrigem Inhalt, über deren Entstehung der Verletzte keine Angaben machen kann (trophische Störung). Oberarmumfang links 26, rechts 28 cm; Unterarmumfang links 26, rechts 27½ cm.

Die Hand ist in diesem Zustand gänzlich unbrauchbar. Vielleicht wäre der Verlust der Hand günstiger für den Träger als der jetzige Zustand.

Rentenvorschlag 60%.

41. Die Phlegmone der volaren Handfascienräume.

Von klinischer Bedeutung sind im wesentlichen nur der Mittelhohlhandfascienraum und der Daumenballenfascienraum. Ich beschränke mich daher auf die Darstellung der Eiterungen dieser beiden Räume.

Unmittelbare Infektionen der Handfascienräume, besonders des Mittelhohlhandraumes, sind möglich. Auch hier geben wieder eher stichartige Verletzungen Veranlassung zur Infektion, als offene große Wunden. Da die Handfascienräume indes sehr tief liegen — hinter den Sehnen der Hohlhand — sind das seltene Fälle. Von den großen Handverletzungen leiten vor allem infizierte offene Knochenbrüche, deren Wunden meist am Handrücken liegen, ihre Infektion auf die Fascienräume weiter. Für den Mittelhohlhandraum kommen die Brüche des 3. und 4. Mittelhandknochens in Betracht, für den Thenarraum im wesentlichen die des Zeigefinger-Mittelhandknochens. Querverlaufende Wunden klaffen gewöhnlich, neigen daher weniger zur Infektion als längsverlaufende Wunden, deren Ränder sich zusammenlegen.

Tiefe Verletzungen, die die Hohlhandfascienräume selbst nicht eröffnen, können ihr infektiöses Material auch auf dem *Lymphwege* den Handfascienräumen zuführen.

Häufiger werden die Handfascienräume *mittelbar* infiziert. Das Ursprungsgebiet ihrer Infektion liegt in den bei weitem häufigsten Fällen in den Lumbrikalkanälen, in den Sehnenscheiden der Finger oder in den Sehnensäcken der Hand.

Der Mittelhohlhandraum bezieht seine Infektion vom Mittel-, Ring- oder kleinen Finger, der Daumenballenraum meist vom Zeigefinger, seltener vom Mittelfinger.

Schwielenabscesse (Hemdenknopfabscesse), die meist an der Basis des Mittelfingers oder Ringfingers sich entwickeln (s. oben), sind von den Lumbrikalkanälen nur durch die distal sehr dünne und gefensterte Palmarfascie getrennt. Steht der Eiter unter Spannung, so findet er *einen* Ausweg in die Lumbrikalkanäle, die ihn den Hohlhandfascienräumen zuleiten.

Auch der aus der Fingersehnenscheide am zentralen Ende durchgebrochene Eiter folgt dem Spulwurmmuskel und gelangt mit ihm in den Fascienraum, s. Abb. 55. Am Mittel- und Ringfinger können die Lumbrikales an beiden Seiten leiten (M. lumbricalis II, III und IV). Beim Durchbruch am kleinen Finger erfolgt die Fortleitung nur an der radialen Seite (Lumbricalis IV).

Der Zeigefinger gibt seine Infektion meist auf dem Wege des an der ulnaren Seite gelegenen Spulwurmmuskels (Lumbricalis II) an den Thenarraum weiter. Sie kann jedoch auch vermittelt werden von dem ihm zugehörigen Spulwurmmuskel der radialen Seite (Lumbricalis I).

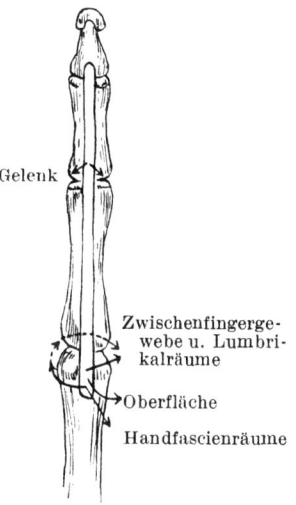

Abb. 55. Ausbreitungswege des Sehnenscheidenpanar. der drei mittleren Finger (nach KANAVEL)

Experimentell und klinisch belegt ist der Durchbruch des Eiters aus den Scheidensäcken in die Fascienräume, von wo aus rückkehrend den Spulwurmmuskeln folgend wieder Fingersehnenscheiden der drei mittleren Finger befallen werden können, die nicht in unmittelbarer Verbindung stehen mit den Scheidensäcken der Hohlhand, der Quelle des Eiters. Der ulnare Scheidensack bricht etwa in der Mitte der Hohlhand in den Mittelhohlhandfascienraum durch, der radiale Scheidensack neigt weniger zur Beteiligung des Thenarraumes, doch kommt auch von hier aus seine sowie des Mittelhohlhandraumes Infektion zustande.

Die *Ausbreitungsbahnen* für den Eiter des *Mittelhohlhandraumes* führen entweder peripherwärts dem lockeren Gewebe um die Spulwurmmuskeln folgend zum Finger oder zentralwärts unter den Sehnensäcken unmittelbar über dem Handgelenk zum Unterarm. Beides kommt vor, indes ist der Übergang zum Unterarm selten. Die Schwellung der Gewebe mit einer plastischen, durch die Entzündung gesetzten Exsudation scheint der Ausbreitung proximalwärts unter das Lig. transversum in den meisten Fällen Einhalt zu gebieten. Durchbruch in das Handgelenk ist ein seltener, fataler Weg. Viel häufiger bricht der Eiter nahe der Handwurzel durch in den Daumenballenfascienraum. Auch auf dem Wege über dem Mittelfinger (Spulwurmmuskelkanäle) kann in Ausnahmefällen der Thenarraum infiziert werden. Seltener findet die Ausbreitung in den ulnaren Scheidensack statt, eine schwere, unerwünschte Komplikation. Die Fascien- und Muskellagen zwischen den Mittelhandknochen werden nur in äußerst vernachlässigten Fällen durchbohrt, so daß mit dem Austritt des Eiters zur Rückseite nur selten zu rechnen ist.

Ganz anders sind die Ausbreitungsbahnen vom *Thenarraum*. Er entbehrt an der Rückseite des festen, von den Knochen und Interossei mit ihren Fascien gegebenen Widerlagers. Die Infektion beschränkt sich meist längere Zeit auf den Thenarraum. Wird der Eiterdruck immer größer, so schafft er sich mit Vorliebe einen Ausweg zum *Handrücken*. Distal oder proximal des queren Bauches des Adductor transversus bricht er in das lockere Gewebe durch zwischen Daumen und Zeigefinger-Mittelhandknochen und kommt unter der Haut an der Rückseite zum Vorschein. Auch eine Ausbreitung dem Lumbrikalmuskel entlang zum Zeigefinger kann vorkommen. Endlich kann der Eiter in den Mittelhohlhandraum übergehen. Ausbreitung des Eiters auf den Unterarm scheint nicht vorzukommen.

Den Weg zum Unterarm findet der Eiter der Handfascienräume meist erst über die Hohlhandscheidensäcke, wenn man absieht von den immerhin spärlichen Fällen lymphangitischer Eiteransammlung in der Nachbarschaft der Gefäßbahnen.

Die *Allgemeinerscheinungen* der Handfascienraum-Eiterungen unterscheiden sich nicht von den Allgemeinerscheinungen anderer Eiteransammlungen in geschlossenen Räumen. Hohes Fieber, schweres Krankheitsgefühl, schlaflose Nächte geben Aufschluß über die schwere Störung des Befindens.

Auf den Sitz des Eiters weist oft schon der *Ort der primären Infektion* hin. Machen erneuter Fieberanstieg, Schwellung und Schmerzhaftigkeit der Hand eine Komplikation in der Hand wahrscheinlich, so darf ihr Sitz vermutet werden beim Sehnenpanaritium des Daumens im radialen Hohlhandsack, bei der Affektion des Zeigefingers im Thenarraum, des Mittel- und Ringfingers im Mittelhohlhandraum, des kleinen Fingers im ulnaren Scheidensack, bei Osteomyelitis des Daumenmittelhandknochens zwischen den Muskeln des Ballens oder seltener im Thenarraum, des 2. Mittelhandknochens im Thenarraum, des 3. und 4. Mittelhandknochens im Mittelhohlhandraum, des 5. Mittelhandknochens zwischen den Muskeln des Kleinfingerballens, seltener im Hypothenarraum.

Bestätigt wird die Diagnose durch den *Druckschmerz* (Abb. 36). Immerhin ist bei der tiefen Lage der Hohlhandfascienräume die

Umschreibung des Druckschmerzes nicht so sicher. Auch das zunehmende Ödem und der sich steigernde Druck auf die Nerven kann die Lokalisierung des Druckschmerzes verwischen. Es sei daran erinnert, daß die Höhe des 3. Mittelhandknochens den Thenarraum vom Mittelhohlhandraum scheidet, ferner daß die Fascienräume der Hohlhand sich distal verbreitern, während die Scheidensäcke sich distal verschmälern.

Die *Schwellung* ist bei der Mittelhohlhandraum-Phlegmone zunächst gering. Die straffe Palmarfascie läßt wohl eine Ausfüllung der Handhöhlung zu, verhindert aber zunächst jede Vorbuchtung. Sehr ausgeprägt wird die Schwellung bei der Thenarraumphlegmone. Die Schwimmhaut zwischen Daumenballen und Zeigefinger-Mittelhandknochen wird ballonartig aufgetrieben. Der Daumen-Mittelhandknochen muß Platz machen und stellt sich in weiteste Abduction. Sein Nagelglied geht dabei in mittlere Beugestellung über. Übrigens begleitet mäßige Schwellung über dem Thenarraum auch die Phlegmonen des Hohlhandfascienraumes und umgekehrt, so daß die Abstufung der Schwellung wohl beachtet werden muß.

Sind beide Fascienräume vereitert, so kann die Schwellung der Hand hohe Grade annehmen (Schildkrötenform).

Die stärkere Auftreibung der radialen Handseite bei der Thenarraumphlegmone führt sie eher ärztlicher Behandlung zu und erleichtert ihre Diagnose. Zweckmäßige Eröffnung schafft dem Eiter eher Ausweg als bei der Mittelhohlhandraum-Phlegmone. Der Übergang der Eiterung vom Thenarraum auf den Mittelhohlhandraum wird daher seltener beobachtet als umgekehrt.

Die Haltung der Finger ist weniger charakteristisch. Sie stehen in leichter Beugestellung, besonders soweit ihre tieferen Beugesehnen dem befallenen Raum benachbart sind. Indes aktive Bewegungen werden nicht so sorgsam vermieden und passive Bewegungen erregen nicht so viel Schmerzen und lassen sich gegen geringeren Widerstand erzielen wie bei den Eiterungen der Sehnenscheidensäcke.

Zusammenfassend sind für die Lokalisierung des Eiters in den Handfascienräumen die *sichersten Zeichen der Sitz des primären Herdes, der Druckschmerz und die Schwellung.*

Gegen die Sehnensackeiterungen unterscheidet sie vor allem die geringe Rigidität der meist gebeugten Finger und die besonders beim Thenarraum ausgeprägte Schwellung.

Behandlung. Der Mittelhohlhandraum ist wegen seiner tiefen Lage schwer zu erreichen. Er ist überlagert von den Sehnen der Fingerbeuger und zum Teil vom ulnaren Scheidensack. An der ulnaren Handseite bedeckt ihn ebenfalls der Scheidensack. Eine Verletzung der Scheidensäcke muß aber bei seiner Eröffnung vermieden werden. Am besten wird er eröffnet von distal her entlang den Lumbricalkanälen. Ist die Infektion auf dem Wege eines Lumbricalkanals erfolgt, oder ist der Eiter in einem dieser Kanäle vom Fascienraum her eingebrochen, so gibt dieser Kanal den Weg an. Steht die Wahl des Weges frei, so empfiehlt sich am meisten, zwischen dem Mittel- und Ringfinger-Mittelhandknochen einzugehen und dem Spulwurmmuskel proximal zu folgen.

Der Schnitt beginnt an der Schwimmhaut zwischen Mittel- und Ringfinger und folgt der Richtung der Mittelhandknochen in einer Länge von etwa 1½ Querfinger. Das zentrale Ende erreicht fast die Höhe der Linea mensalis (distale Handfalte) (s. Abb. 56). Die Palmarfascie wird durchschnitten, das Fett beiseite gedrängt und eine Kornzange unter die tiefen Fingerbeugesehnen nach proximal geführt. Ihre gespreizten Arme eröffnen weit den Hohlhandraum, in den nach Eiterentleerung ein dünner vaselingetränkter Mullstreifen oder ein schmaler Guttaperchastreifen eingeführt wird.

Zum *Thenarraum* führt der beste Zugang von der Rückseite zwischen Daumen und Zeigefinger-Mittelhandknochen. Der Schnitt liegt nahe am Zeigefinger-Mittelhandknochen, ungefähr in der Mitte seines Schaftes (s. Abb. 57) und dringt ein von der Haut der Rückseite nach ulnarwärts auf die volare Fläche des II. Metacarpus. Es genügt eine Schnittlänge von einem bis zwei Querfingern. Eine Kornzange wird nach ulnarwärts über die Beugeseite des 2. Mittelhandknochens vorgeschoben, *ohne die Höhe des 3. Mittelhandknochens*, die ulnare Grenze des Thenarraumes, zu überschreiten. Der Schnitt drainiert den Raum vor und hinter dem queren Bauch des Adductor pollicis.

Sind die *beiden* Handfascienräume vereitert, so empfiehlt es sich, wie eben mitgeteilt, zwischen Mittel- und Ringfinger durch den Lumbrikalkanal in den Mittelhohlhandraum einzudringen und die Kornzange durchzuführen, bis sie zwischen Daumen- und Zeigefinger-Mittelhandknochen in der Gegend des für den Thenarraum angegebenen Schnittes die Haut der Rückseite erreicht. Gegen die Kornzange wird der Thenarraumschnitt angebracht. Die Zange zieht dann zur Drainage fettgetränkte Mullstreifen oder Guttaperchastreifen durch die ganze Breite beider Räume.

Kombiniert sich die Vereiterung des Hohlhandraumes mit einer Vereiterung des Handrücken-Fascienraumes, ein seltenes Ereignis, das besonders bei infizierten Mittelhandknochenbrüchen eintreten kann, so ist die Indikation gegeben zur Drainage durch die ganze Handdicke. Die Drainagestelle muß die beiden infizierten

Die Phlegmone der volaren Handfascienräume.

Fascienräume eröffnen und die Sehnensäcke sowie die Gefäßbögen vermeiden. Die beste Stelle hierfür liegt zwischen 3. und 4. Mittelhandknochen, dort, wo die Linea cephalica diesen Zwischenraum kreuzt (s. Abb. 56, runder Punkt). In vielen Fällen treffen sich an dieser Stelle die Linea cephalica und die Linea fortunae.

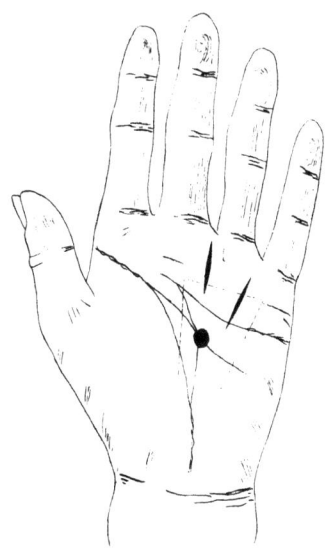

Abb. 56. Einschnitte in den Mittelhohlhandraum. Die Ausdehnung des Mittelhohlhandraumes ist gestrichelt angedeutet. Die Stelle für die Drainage durch die ganze Hand deutet der runde Punkt an.

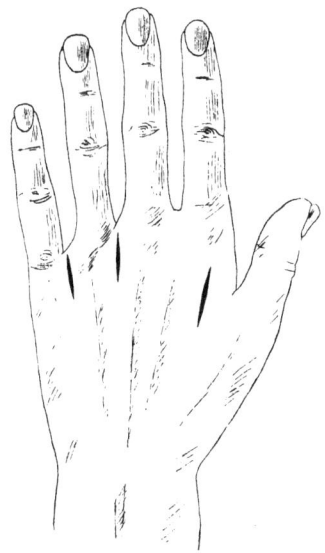

Abb. 57. Daumenschwimmhaut-Rückseite, Schnitt in den Thenarraum. An der ulnaren Handseite Einschnitte in Schwielenabsceß.

Für die *Nachbehandlung* gilt dasselbe, was oben von der Nachbehandlung der Sehnenscheidenphlegmone gesagt wurde.

Auf Schienung wird verzichtet. Verbandwechsel werden möglichst spärlich vorgenommen. Aktive Bewegungen der Finger beginnen, sobald der Prozeß nicht mehr vorschreitet.

Prognose. In der Bösartigkeit ihres Verlaufes steht die Phlegmone der Hohlhandfascienräume den Eiterungen der Handscheidensäcke nach, so daß bei zweckmäßiger Behandlung im allgemeinen mit Erhaltung des Lebens zu rechnen ist. Nur das höhere Alter über das 40. Lebensjahr hinaus und schwächende Allgemeinkrankheiten bewirken eine bemerkenswerte Abnahme der Widerstandskraft.

Auch die Bewegungen der Finger sind durch die Fascienabscesse der Hohlhand weniger bedroht als durch die Scheidensackphlegmonen. Der Gleitapparat selbst ist eben von der Eiterung nicht betroffen. Die Sehnen werden in ihrer Ernährung nicht gestört. Ausfälle im Bewegungsapparat beruhen auf Verwachsungen. Die Bewegungsfähigkeit stellt sich auch bei vernachlässigten Fällen leichter wieder her, wenn zweckmäßige Einschnitte nicht allzuspät gesetzt werden und die Nachbehandlung zielbewußt geleitet wird.

42. Phlegmone des subfascialen Handrückenraumes.

Wie bei allen Panaritien geben auch am Handrücken die anatomischen Verhältnisse des subfascialen Raumes ohne weiteres Aufschluß über Entstehung, über Verlauf wie über Behandlung seiner Phlegmonen.

Die vornehmste Quelle seiner Infektion ist das Gebiet des Mittel- und Ringfinger-Mittelhandknochens, seltener des Zeigefinger- und Kleinfinger-Mittelhandknochens. Auch Eiterungen des Fingerrückens oder seines Seitengebietes können den tiefen Gefäßen folgend ihren Weg zum subfascialen Handrückenraum finden.

Für die unmittelbare Infektion kommen die Wunden des Handrückens in Betracht. Am gefährlichsten sind Wunden kleineren Umfangs, größere Wunden im wesentlichen nur, wenn sie in der Längsrichtung der Sehnen verlaufen. Quer verlaufende Wunden drainieren sich meist zur Genüge, so daß sie nicht zur Weiterleitung der Eiterung neigen.

Eiterungen unter der Handrückenfascie breiten sich flächenförmig unter ihr aus. Sie können seitlich unter der Haut oder distal an den Schwimmhäuten zum Vorschein kommen, wo die Fascie dünner wird.

Die *Diagnose* benutzt die Quelle der Eiterung als Hinweis auf ihren Sitz. Ist das subcutane Ödem noch unbedeutend, so treten die Strecksehnen besonders deutlich hervor, während sie später im subcutanen Ödem verschwinden. Der ganze Handrücken ist empfindlich und besonders in seinen seitlichen Teilen aufgetrieben.

Immerhin sind diese Erscheinungen wenig charakteristisch. Der Handrücken ist bei fast allen Eiterungen der Hohlhand mit ausgesprochenem Ödem beteiligt. Eiterungen des Handrückens werden eher zu häufig diagnostiziert als zu selten, Schnitte am Handrücken daher eher zu oft angelegt als zu selten.

Die zur *Eröffnung* des subfascialen Handrückenabscesses angelegten Schnitte müssen die Fascie durchdringen und zur Schonung der Sehnen längs verlaufen. Sie sind deswegen schwer klaffend zu halten, so daß man auf eine Tamponade mit vaselingetränkten Mullstreifen oder schmalem Guttaperchastreifen nicht immer wird verzichten können. Der ovoläre Einschnitt durch Haut und Fascie erleichtert auch hier die Offenhaltung.

Kombiniert sich ein subfascialer Handrückenabsceß mit einer Phlegmone des Mittelhohlhandraumes, wie das besonders bei Eiterungen an den Mittelhandknochen der Fall sein kann, so ist die früher auch bei tieferen Handphlegmonen jeder Art beliebte Drainage zwischen den Mittelhandknochen durch von der Hohlhand zum Handrücken indiziert. KANAVEL legt sie an zwischen dem 3. und 4. Mittelhandknochen ungefähr zwei Querfinger vom freien Schwimmhautrande entfernt, dort wo die Linea cephalica den Zwischenraum zwischen den beiden Knochen kreuzt (siehe Abb. 56). Die Öffnung an dieser Stelle drainiert den Mittelhandraum, umgeht die Hohlhandscheibensäcke, vermeidet die arteriellen Gefäßbögen und drainiert auf der Rückseite den subfascialen Raum.

D. Absetzungen und Auslösungen an Fingern und Hand.

43. Funktionelle Vorbemerkungen und Indikation.

Absetzungen an Fingern und Hand sind im Arbeitsleben ungeheuer viel häufiger, als alle andern Absetzungen zusammen.

Nur der Arzt konkurriert mit dem Handarbeiter in der Häufigkeit des Fingerverlustes.

Die *ökonomische* Bedeutung der zielsicher unter voraussehender Würdigung der funktionellen Ergebnisse am besten Orte vorgenommenen Absetzung des einzelnen Fingers mit Ausnahme des Daumens, auch zweier Finger ist sehr gering. Die Art der Absetzung ist ausschlaggebend für sie, nicht die Tatsache des Fingerverlustes.

Die alten Regeln der Gliedabsetzung, die auf Sparsamkeit und Druckfähigkeit des Stumpfendes zielen, sind gewiß auch an Fingern und Hand beherzigenswert, ohne indes als oberste Richtschnur gelten zu können. Opferung von Länge an Orten minderer Wichtigkeit oder in hinderlichen Spannen kann die Funktion erheblich verbessern, das Krankenlager um Monate abkürzen. Es begegnen Fälle, in denen Transplantationen vorgenommen wurden, um funktionell hinderliche Zonen zu erhalten. Transplantationen aber sind immer langwierig, im Erfolg zweifelhaft und bringen meist funktionell minderwertige Ergebnisse. Der Belastungsfähigkeit des Stumpfendes geht an Finger und Hand die Druckfähigkeit der Beugeseite voraus.

150   Absetzungen und Auslösungen an Fingern und Hand.

Wenn die Absetzung an Hand und Finger vom Standpunkt der Funktion gewürdigt werden soll, ist eine kurze Erörterung der Funktion der Hand und Finger unerläßlich.

Als Greifwerkzeug faßt die Hand 1. meist mit geringer Kraft die vielfältigen Kleinigkeiten des täglichen Lebens, wie Schreibfeder, Löffel, Streichholz, Spielkarten u. a.; *Spitzgriff, Feingriff* oder *Zangengriff;* 2. als Haltewerkzeug mit größerer Kraft die Handwerkszeuge der Werksarbeit, wie Feilen, Hammer usw.: *Breitgriff, Grobgriff, Faustgriff* oder *Ringgriff;* 3. als Tragewerkzeug endlich Mappen, Taschen, Koffer, Pakete: *Hakengriff.*

Zum Zangengriff und Spitzgriff benutzt die natürliche Hand die Opposition des Daumens gegen Zeigefinger und Mittelfinger. Zum festen umspannenden Halten (Faustgriff, Breitgriff) beansprucht die Hand sämtliche Finger und Daumen. Der 2. bis 5. Finger legen sich kraftvoll in mehr oder minder starker Beugung je nach der Dicke des Stiels um das Werkzeug. Als Widerlager dient ihnen Daumenballen und Daumen. Sie schließen die Hand zum Ring oder besser zum Hohlzylinder. Voraussetzung für die Sicherheit des Breitgriffs ist das Gefühl, das die Lage der einzelnen zum Ringe geschlossenen Finger kontrolliert. Zum Tragen — Hakengriff — werden im wesentlichen der 2. bis 5. Finger gebraucht. Sie werden im Grundglied um einen rechten Winkel oder mehr gegen die Hand gebeugt, im Mittel- und Endglied je nach der Dicke des umgriffenen Gegenstandes gekrümmt. Der Daumen tritt an Wichtigkeit zurück.

Diese drei Hauptfunktionen, wie noch viele andere geringerer Wertigkeit, leistet die natürliche Hand in willkürlichem Wechsel, je nach dem Willen und den Bedürfnissen des Trägers. Die willkürliche Bewegung und Umgestaltung gesellt sich also als ergänzende Funktion den drei Hauptfunktionen an.

Die Zange beherrscht die Funktion der Hand. Sie kann — nur zur Not zwar und unvollkommen — die übrigen Hauptfunktionen vertreten. Je länger und kräftiger die Hebelarme der Zange — bis zur natürlichen Grenze — desto ergiebiger ist ihr Nutzen. *Ein* kräftiger Hebelarm kann hier und da mit Vorteil durch mehrere weniger kräftige gleichsinnig arbeitende ersetzt werden. Das Fehlen eines dreigliedrigen Fingers ist für die Zange belanglos.

Die drei Hauptfunktionen der Hand erfordern mehr oder minder große Beugestellung der Hebelarme, die aktiv bei Beginn der Funktion eingenommen wird. Die wichtigsten Hauptfunktionen, die Zangen- und Ringbildung, sehen den Daumen auf der einen Seite im Widerspiel zu den vier dreigliedrigen Fingern auf der anderen Seite. Die beiden letzterwähnten Hauptfunktionen, Ring- und Hakenbildung, beanspruchen die vier dreigliedrigen Finger in gleichmäßiger Zusammenarbeit. Sie leiden weniger unter dem *Fehlen* eines dreigliedrigen Fingers, als unter seinem Fehlgang bei der Mitarbeit. Nur wo grobe Kraft verlangt wird, fällt für sie das Fehlen eines Fingers fühlbar in die Wagschale.

Im jugendlichen Alter ist die Wiederherstellungsfähigkeit der Gewebe und der freien Bewegung auch an den Fingern überraschend groß. Die Anzeige für die Fingerabsetzung soll daher im jugendlichen Alter sehr zurückhaltend gestellt werden.

Versteifte oder verkrüppelte Finger machen je nach Art und Sitz ihrer Fehler die drei Griffe unmöglich oder unvollkommen. Sie sind also in schweren Fällen ein größeres Arbeitshindernis als der Verlust eines Fingers. Trifft einen auf die Fertigkeit seiner Finger angewiesenen Handarbeiter das Unglück der Versteifung oder Verstümmelung eines für ihn wesentlichen Fingers, so bleibt ihm im bürgerlichen Leben nichts anderes übrig als auf diesen Finger zu verzichten. Das ist für den unfallversicherten Arbeiter nicht immer selbstverständlich. Es ist nicht so selten, daß er auf seinen Rentenanspruch pocht und die Absetzung verweigert. Offensichtlich widerspricht das der bürgerlichen Rechtsauffassung. Die soziale Gesetzgebung sieht für solche Fälle den *Operationszwang* vor.

Die Pflicht zur Operationsduldung stützt sich in der Unfallversicherung auf den § 606 der RVO.: ,,Hat der Verletzte eine Anordnung, welche die Krankenbehandlung betrifft, oder eine Verpflichtung auf Grund des § 848b ohne gesetzlichen oder sonst triftigen Grund nicht befolgt und wird dadurch seine Erwerbsfähigkeit ungünstig beeinflußt, so kann ihm Schadenersatz auf Zeit, ganz oder teilweise versagt werden, wenn er auf diese Folge hingewiesen worden ist". Die Voraussetzungen, unter denen die Rechtsprechung der oberen Spruchbehörden dieser Vorschrift Rechtsgeltung verschaffte (Ungefährlichkeit, Erfolgsicherheit, Verhütung wesentlicher Schmerzen und Erhaltung der Unversehrtheit des menschlichen Körpers — der versteifte Finger ist nicht unversehrt —), treffen für die Fingerversteifung oder Fingerverkrüppelung zu.

Für die Invaliden- und Angestelltenversicherung gelten dem Sinne nach ähnliche Bestimmungen. § 1313 RVO. gestattet die Rente ganz oder teilweise zu versagen, wenn sich ein Berechtigter ohne Grund dem Heilverfahren entzieht. Voraussetzung ist, daß die Invalidität durch das Heilverfahren voraussichtlich verhütet oder beseitigt wäre, und daß der Berechtigte auf die Folgen seiner Entziehung hingewiesen ist. Die Angestelltenversicherung übernimmt diese Vorschrift, die mit denselben Einschränkungen gilt, wie die entsprechenden Bestimmungen in der Unfallversicherung.

Auch im zivilen Recht gelten ähnliche Grundsätze. Sie kommen zur Anwendung besonders in der Privatversicherung. Sie stützen sich auf § 254 des Bürgerl. Gesetzbuches, nach dem die Verpflichtung zum Schadenersatz und der Umfang des zu leistenden Ersatzes von den Umständen abhängt, insbesondere auch davon, ob der Beschädigte es unterließ, den Schaden abzuwenden oder zu mindern.

44. Allgemeine Anforderungen an das Absetzungsverfahren im Bereich der Hand vom Standpunkt der Funktion.

Wenn ich die eben gewonnenen funktionellen Gesichtspunkte auf die Amputationslehre anwende, so ergeben sich folgende Gesetze:

1. Die Erhaltung des Zangenmechanismus ist für den Absetzungsplan an Hand und Fingern erster Grundsatz. Wie dieser Zangenmechanismus erreicht wird, ist unerheblich. Aktive Beweglichkeit und Gefühl an beiden Zangenarmen ist von größtem Nutzen. Der *eine* Hebelarm der Zange muß unter allen Umständen aktiv beweglich sein. Es läßt sich also letzten Endes ein Hebelarm durch eine tote Arbeitshilfe in Form eines Stützfingers oder einer Greifplatte ersetzen. Je kräftiger und beweglicher der erhaltene natürliche Hebelarm, desto ergiebiger ist der Nutzen des Stumpfes.

Die beiden anderen Hauptmechanismen spielen für die Stellungnahme in der Amputationsfrage keine so wesentliche Rolle. Die morphologischen Voraussetzungen des Ringmechanismus (Grobgriff) schließen sich denen des Feingriffes an. Der Haken endlich kommt *einem* Hebelarm der Greifzange nahe und ist leicht und leistungsfähig künstlich zu ersetzen.

2. Die Erhaltung des gebrauchsfähigen, wenn auch im Mittelgelenk versteiften Daumens möglichst in natürlicher Länge sichert der im übrigen beschädigten oder unbeschädigten Hand ihre wesentlichsten Funktionsarten. Jeder Zoll am Daumen ist kostbar. Zur Erhaltung jeden Zolls sind in der proximalen Grundgliedhälfte Hilfsoperationen in Form von Haut- und Knochenplastiken gestattet. Bei Verletzungen ist die primäre Amputation des Daumens zu verwerfen.

3. Weniger ins Gewicht fällt die Opferung eines der dreigliedrigen Finger oder von Teilen dieser Finger. Der Zeigefinger ist beim Zangengriff der wichtigste Gegenspieler des Daumens, kann indes nach Gewöhnung durch den Mittelfinger, oder — funktionell weniger günstig — einen der letzten Finger ersetzt werden. Der Mittelfinger ist als der kräftigste und längste Finger besonders für den Faustgriff und Hakengriff von Bedeutung. Der kleine Finger schließt die Faust nach der Ellenseite. Der Ringfinger wäre am leichtesten zu entbehren, wenn seine Strecksehne nicht anatomisch und funktionell mit den Nachbarfingern in engen Beziehungen stände, so daß sie bei seinem Verlust in Mitleidenschaft gezogen werden. Besonders der isolierte kleine Finger büßt durch den Verlust des Ringfingers an Kraft und Geschicklichkeit oft so viel ein, daß er funktionell fast wertlos wird.

Die ständige Rechtsprechung des RVA. schätzt neben dem Daumen den Zeigefinger am höchsten ein. Wenn man versucht, den Wert eines einzelnen Fingers durch einen Bruchteil des Handwertes auszudrücken, so kommen in Betracht nach KAUFMANN etwa ein Drittel für den Daumen oder bei 60% Handwert 20%, für den Zeigefinger ein Fünftel (12%), für den Mittelfinger ein Sechstel (10%), für den Ringfinger ein Siebentel (8%), für den kleinen Finger ein Sechstel (10%). Die Privatversicherung entschädigt nach den gebräuchlichen „Allgemeinen Versicherungsbedingungen" schematisch den Daumenverlust mit 20%, den Zeigefingerverlust mit 10%, Mittel-, Ring-, und Kleinfingerverlust mit je 5%.

Indes schon aus dem vorwiegenden Nutzen bestimmter Finger für die einzelnen Greifarten ergibt sich, daß die Bewertung der dreigliedrigen Finger je nach der Berufstätigkeit des Besitzers wechselt. Am schwerwiegendsten wird für die Grobarbeit meist der Verlust des Mittelfingers empfunden. Keinesfalls aber ist der Verlust des Ringfingers, der anatomisch und funktionell mit seinen Nebenfingern eng verbunden ist, niedriger zu schätzen als der Verlust jedes anderen Fingers.

Nach vielfältiger Erfahrung tritt an den Verlust *eines* dreigliedrigen Fingers nach kurzer Zeit volle Gewöhnung ein. In der sozialen Versicherung bedingt daher der glatte Verlust eines dreigliedrigen Fingers oder seiner Teile keine Dauerrente.

4. Bei den beiden letzten Hauptgriffarten, dem Breitgriff und Hakengriff, werden die dreigliedrigen Finger in gemeinsamer Tätigkeit gleichmäßig verwendet. Lücken, entsprechend diesen Fingern, setzen die Kraft und Vollständigkeit des Griffes herab, bedeuten aber meist keinen wesentlichen Ausfall. Anders Fehlstellungen und Fehlgänge in Form von Kontrakturen, Ver-

steifungen oder seitlichen Verbiegungen. Sie setzen nicht nur Lücken, sondern erschweren die Funktion durch ihre Fehlstellung, durch Schmerzerzeugung beim Gegenstoß oder durch Behinderung der anderen Finger. Opferung von Teilen der dreigliedrigen Finger ist also der Fehlstellung und dem Fehlgang vorzuziehen. Aktiver Funktionsverlust bei passiv erhaltener Beugefähigkeit bedeutet keinen so erheblichen Ausfall, daß der Wegfall des Fingers günstiger ist. Die fehlende Beugungsfunktion läßt sich durch Mitnahme von seiten der Nachbarfinger ersetzen. Haut- und Knochenplastiken sind zur Erhaltung dreigliedriger Finger nur in besonders dringenden (Verlust mehrerer Finger) oder in besonders günstigen Fällen (Benutzung der Substanz benachbarter nicht zu erhaltender Finger) gestattet.

5. Belastet werden bei jeder Hauptfunktion die Beugeseiten der Finger, insbesondere die Fingerkuppen, Stumpfkuppen und die Weichteilbedeckungen der Köpfchen an Mittelhand, Grundglied und Mittelglied. Die belasteten Teile sind frei von Narben zu halten. Glatte, verschiebliche Narben über den erwähnten Teilen werden ertragen und verlieren mit der Zeit an Empfindlichkeit. Mit der Knochenabsetzungsstelle verwachsene Narben indes, flügelförmige Narben, und Narben nach sekundären Heilungen und nicht ganz glatten Verletzungen werden Hindernisse für den Griff. Opferung an Länge zur Gewinnung narbenfreier Griffflächen ist an den dreigliedrigen Fingern vorzuziehen. Am Daumen können Plastiken zur Verbesserung der Narbenverhältnisse in Betracht kommen.

45. Besondere Regeln für die Absetzung und Auslösung an Hand und Fingern.

Schon aus den vorstehenden Erörterungen geht hervor, daß auch an Hand und Fingern für die Ortsbestimmung bei der Absetzung die Unterscheidung in wertvolle, minder wertvolle und hinderliche Teile erforderlich ist. Mehr jedoch als anderwärts handelt es sich an der Hand um Durchschnittsrichtlinien, von denen besondere Zwecke Abweichungen gestatten oder erforderlich machen.

Die vorstehend gegebenen allgemeinen Regeln haben vorwiegend Gültigkeit für die gewerbliche Arbeitshand. Abweichende Verhältnisse und besondere Berufsarten können sie durchbrechen.

Besondere Regeln für die Absetzung und Auslösung. 155

Wenn der Geigenspieler und der Klavierspieler im Hinblick auf seine Tätigkeit besondere Anforderungen stellt, so ändern sich die Gesichtspunkte. Das unterscheidet ja weitgehendst die Richtlinien an den oberen Gliedmaßen von den für die unteren Gliedmaßen maßgebenden, daß sie individuellen Anforderungen Rechnung tragen müssen. Im wesentlichen lassen sich die individuellen

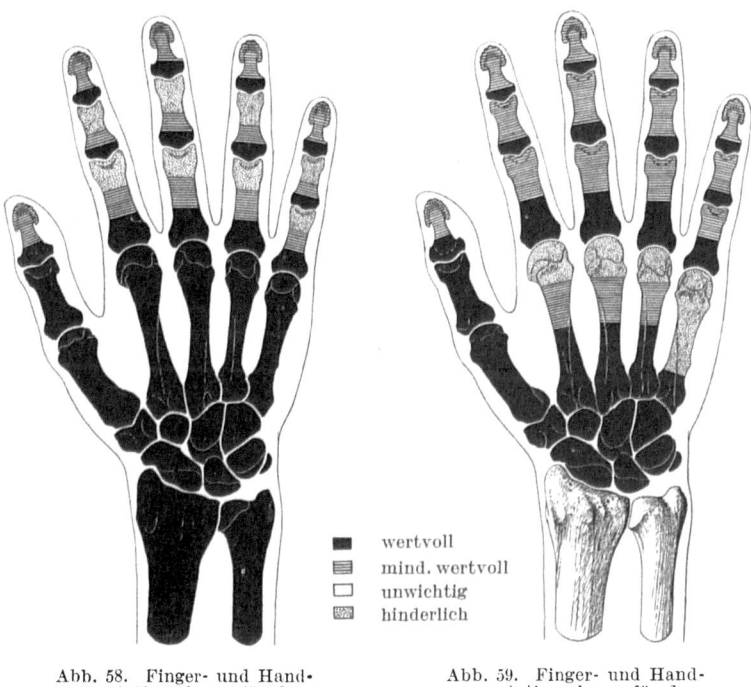

■ wertvoll
☰ mind. wertvoll
☐ unwichtig
▨ hinderlich

Abb. 58. Finger- und Handamputationschema für den *Handarbeiter*.

Abb. 59. Finger- und Handamputationschema für den *Kopfarbeiter*.

Bedürfnisse für die Amputation auf zwei Funktionsbegriffe zurückführen: auf die *Arbeitshand* und die *Schönheitshand* (s. Abb. 58 und 59).

Für die **Arbeitshand** ist die **Handwurzel** von hohem Werte. Sie stellt das letzte Mittel eigener Beweglichkeit bei der Auslösung der Hand dar. Für den Tischarbeiter, Schreiber, Zeichner bedeutet die bewegliche Handwurzel ein höchst willkommenes Hilfsmittel beim Festhalten und Verschieben seines Arbeitsmaterials. Für den Handwerker jeder Art bedeutet sie das letzte Mittel zur

Herstellung eines wenigstens zum Teil unmittelbar fühlenden, beweglichen Hebelarms, den die künstliche Arbeitsplatte zur Zange ergänzt. Ich habe sie daher im Schema der Arbeitshand als *wertvoll* bezeichnet.

Auch die Erhaltung der körpernahen Reihe der Handwurzelknochen erscheint mir empfehlenswert. Die distal konkave Form des Stumpfes schafft kein günstiges Stumpfende. Durch Absetzung im Haken- und Kopfbein, so daß ihre körpernahen Teile erhalten werden, läßt sich die Form verbessern.

Die Handwurzel hat keine eigenen Muskelansätze. Sehr erwünscht ist daher die Erhaltung der Basis der Mittelhandknochen, soweit sie den Handmuskeln zum Ansatz dienen. Indes auch, wenn die Mittelhand ganz geopfert werden muß, läßt sich der Handwurzel mittels Vernähung der zur Hand hinziehenden Sehnen Eigenbeweglichkeit verschaffen.

Die **Mittelhand** bleibt für den Handarbeiter in ganzer Ausdehnung wertvoll. Als Fortsetzung der Handwurzel bildet sie die Verlängerung des Zangenhebelarmes und erhöht den Ausschlag seiner Bewegung.

Besonders wertvoll aber ist der Mittelhandknochen des Daumens. Sind Mittelhandknochen des Daumens und der benachbarten Finger erhalten, so ist die natürliche Zangenbildung möglich. Je länger der Hebelarm, desto ausgiebiger seine Bewegung; je zahlreicher die Strahlen, desto ergiebiger ist die Funktion des Stumpfes.

Besonders in älteren Schriften, z. B. bei von Pitha 1868 findet sich die auf Adelmann zurückgeführte Empfehlung, bei Auslösung des Mittel- und Ringfingers das Köpfchen des zugehörigen Mittelhandknochens mit zu entfernen, da dann die erhaltenen Finger zusammenrücken und die Lücke weniger bemerkbar wird. Indes lockert die Herausnahme eines Mittelhandköpfchens das Quergefüge und die Festigkeit der Hand. Ferner setzt der Eingriff eine Knochenwunde mit allen primären und sekundären Gefahren *An der Arbeitshand ist die Entfernung des Köpfchens ein schwerer Fehler.*

Im Gegensatz zum Fuß ist auch die Erhaltung eines einzelnen Mittelhandknochens möglichst mit vollem, aktiv beweglichem Fingerstrahl zur unmittelbaren Verwendung oder für die künstliche Hand gleichzeitig zur Stütze der Ersatzteile empfehlenswert.

Die Auslösung des **Fingers** im Grundgelenk ist besonders am Ringfinger und kleinen Finger funktionell ungünstig. Diese beiden Finger, weniger der Mittelfinger, am wenigsten der Zeigefinger sind in ihrer Beweglichkeit von Nachbarfingern abhängig. Geht einer dieser Finger völlig verloren, so wird die Ansatzstelle seiner Sehnen unbeweglich narbig fixiert. Darunter leiden Bewegungsausmaß und Kraft der ihm benachbarten, zum Teil anatomisch, zum Teil funktionell mit ihm verbundenen Fingersehnen. Die Erhaltung, wenn auch nur eines Teiles, des Grundgliedes ist besonders am Ringfinger und kleinen Finger von großer Bedeutung. Die Auslösung eines dieser beiden Finger im Grundgelenk bedeutet für die Arbeitshand funktionell auch den Verlust des Nachbarfingers.

Am *Fingergrundglied* der Arbeitshand ist das proximale Drittel das wichtigste. Es wird zum Träger der Fingersehnenansätze der Beuger, Strecker, M. interossei und lumbricales, denen es den beweglichen Ansatzpunkt erhält. Es gibt einen noch in Betracht kommenden Stumpf ab, der sich an der Arbeit beteiligt, und einen Hebelarm zur Hakenbildung. Vor allem aber rettet es durch Erhaltung des beweglichen Ansatzpunktes seiner Sehnen besonders an der Ellenseite der Hand die freie Funktion des Nachbarfingers.

Schon daraus geht hervor, daß die Erhaltung eines Grundgliedstumpfes für die Arbeitshand nur von Wert ist bei freier Funktion des Grundgelenkes. Ist mit Versteifung des Grundgelenks zu rechnen, so fällt der Vorteil des beweglichen Ansatzpunktes für die Nachbarfinger weg, so stellt der Stumpf ein allen Stößen und Verletzungen ausgesetztes, Platz und Rücksicht beanspruchendes, unerwünschtes Hindernis dar. Der aktiv und passiv versteifte Grundgliedstumpf muß an der Arbeitshand wegfallen.

Bei erhaltenem Arbeitsfinger ist die Versteifung im Grundgelenk in Streckstellung weniger hinderlich als die ungleich häufigere Versteifung im Mittelgelenk. Für den Stumpf sind beide gleich ungünstig.

Auch die Erhaltung des mittleren Drittels ist erwünscht, vorausgesetzt, daß sich günstige Narbenverhältnisse schaffen lassen. Bei ungünstigen Narben an der Griffseite ist eine Opferung dieses Drittels vorzuziehen.

Das letzte Drittel indes ist anders zu beurteilen. Recht oft fehlen bei der Amputation im Grundgelenk, besonders bei der Auslösung im Mittelgelenk, vorzüglich bei der Arbeitshand, die letzten Grade der Beugung. Beim Faustschluß vermag infolgedessen der Grundgliedstumpf nicht ganz zu folgen. Bei kurzem Stumpf ist der geringe Ausfall nicht hinderlich, der lange Stumpf indes läßt die Stumpfkuppe beim Faustschluß vorstehen. Sie ist ohne zu nützen empfindlichen Stößen ausgesetzt und bringt dadurch Unsicherheit in die Funktion. Das letzte Drittel verdient für die Arbeitshand die Bezeichnung hinderlich oder wenigstens unwichtig.

Völlig entsprechend liegen die Verhältnisse am *Mittelglied.* Auch für Stümpfe des Mittelgliedes ist die freie, wenn auch nur passive Beweglichkeit Voraussetzung für jeden funktionellen Nutzen. Versteifungen im Mittelgelenk nach Verletzungen sind häufiger, hochgradiger und hartnäckiger gegen Heilversuche, als im Grundgelenk. Für die Erhaltung des Mittelgliedes ist *aktive* Beweglichkeit im Mittelgelenk nicht erforderlich. Auch der passiv bewegliche Stumpf läßt sich durch Mitnehmen von seiten der übrigen Finger nutzbringend verwerten. *Das versteifte Mittelglied aber muß wegfallen.* Kurzstümpfe des Mittelgliedes folgen oft nur widerwillig und nur gehemmt der verlangten Beugung. In solchen Fällen können sie störend wirken und werden je nach Berufswert besser geopfert. Nur wenn die Wiederherstellung der Beweglichkeit im Mittelgelenk gewährleistet erscheint, ist für die Arbeitshand die Erhaltung des Mittelgliedes ganz oder zum Teil empfehlenswert. Die Schwierigkeiten in der Wiedererzielung *voller* Beweglichkeit, sowie die besonders im Mittelglied oft beobachtete Empfindlichkeit der Köpfchengegend bei Auslösungen im Nagelgelenk lassen den unwichtigen oder hinderlichen Bezirk in jedem Fall etwa schon in der Mitte des Gliedes oder an der Grenze des mittleren und distalen Drittels beginnen.

Auch am *Nagelglied* steht die Erhaltung der Basis als Ansatzstelle der Sehnen an der Spitze. Die Versteifung des Nagelgelenks spielt dabei keine so erhebliche Rolle. Ist die Versteifung in leichter Beugestellung erfolgt, so kann sie vernachlässigt werden. Nach distal nimmt auch das Nagelglied an Wichtigkeit ab, ohne indes hinderlich zu werden. Voraussetzung für seine Erhaltung sind günstige Narbenverhältnisse. Schlechte Narben, besonders am Knochenstumpf verwachsene Narben oder stark narbige Fingerkuppen lassen Opferung an Länge ohne weiteres geraten erscheinen.

Die ungünstige Nagelstellung am Stumpfende im rechten Winkel zur Längenachse des Fingers bei manchen Nagelgliedstümpfen veranlaßte LAUENSTEIN, die Auslösung im Endgelenk anzuraten, wenn mehr als die Hälfte des Nagels wegfallen muß. Arbeitstechnisch ist das Nagelglied gewiß nicht von überragender Bedeutung, indes ist die Erhaltung der Basis des Nagelgliedes als Sehnenansatz von Wert.

Auch gibt die Auslösung im Endgelenk an der Arbeitshand keinen günstigen Stumpf, wie eben erläutert. Technisch bleibt die Möglichkeit bei der Kürzung des Endgliedknochens im wesentlichen die Beugeseite zur Stumpfdeckung zu verwenden und so die Abweichung des Nagelbetts zur Beugeseite über das Stumpfende zu vermeiden. Eine primäre Verödung des Nagelbetts im geschädigten und gequetschten, von der knöchernen Unterlage losgelösten Gewebe ist meist nicht möglich. Auch der in normaler Richtung aus teilweise zerstörtem Nagelbett hervorwachsende Nagel ist hier und da sehr empfindlich und hinderlich. Unter ungünstigen Umständen kann die Absetzung in der distalen Hälfte des Mittelgliedes empfehlenswert sein.

Unter keiner Bedingung aber darf bei der Auslösung im Gelenk das Nagelbett auf die Beugeseite herübergezogen werden. Der aus den Resten des Bettes sich entwickelnde verkümmerte Nagel bedeutet eine ständige Störung bei jedem Zugreifen.

Andere Gesichtspunkte ergeben sich für die **Hand des Kopfarbeiters** (s. Abb. 59).

Die Erhaltung der **Handwurzel** kann in günstigen Fällen der Ersatzhand eine leichte Beweglichkeit vermitteln, indes verlängert sie den Unterarm, eine im öffentlichen Leben, besonders bei Verhandlungen (Richter, Gesellschafter, Schauspieler usw.), sehr unwillkommene Erscheinung.

Für die **Mittelhand** gelten zunächst dieselben Gesetze wie an der Arbeitshand. Beim Geistesarbeiter kann allerdings die Wegnahme des Mittelhandköpfchens nach ADELMANN sich empfehlen. Sie macht den Fingerverlust weniger auffallend.

An den **Fingern** gilt für den Kopfarbeiter das Gesetz größter Sparsamkeit. Vielfach wird auch der versteifte Finger dem Fingerverlust vorgezogen. Für den Kopfarbeiter noch mehr wie für den Handarbeiter sind individuelle Gesichtspunkte ausschlaggebend.

46. Technik der Fingerabsetzung.

Für die Technik der Fingerabsetzung ist es einfacher, Anweisungen zu geben als sie stets zu befolgen. Die Verhältnisse können im einzelnen zwingen, jede auch noch so begründete Anweisung außer acht zu lassen. Besprochen wird nur die Technik der *Amputation*. *Exartikulationen* sind ungünstig am Finger.

Völlige Betäubung ist Voraussetzung des Eingriffs. Sind alle Verhältnisse klar und alle Vorbereitungen getroffen, so mag auch die Dauer der Evipan-Natrium- oder Eunarkon-Betäubung genügen; besonders in eitrigen Fällen wird man sie vorziehen. Im übrigen sichert die Leitungsanästhesie langdauernde völlige Schmerzlosigkeit. Die Länge des Stumpfes ist nach den oben gegebenen Anweisungen für die Arbeitshand wie für die Hand des Geistesarbeiters zu bestimmen. Die Bedeckung ist besonders beim Handarbeiter möglichst von der Beugeseite zu nehmen; sie soll reichlich angelegt werden; etwaiger Überschuß wird bei der Naht gekürzt. Die Schnitte müssen rein seitlich bis etwas über die Amputationshöhe hinausreichen. Sie müssen Gelegenheit geben, die beiden Gefäße der Beugeseite abzudrehen. Unterbindungen werden zweckmäßig vermieden. In die Klemme dürfen die Nerven nicht mitgefaßt werden. Bei den meist etwas dickeren Nerven der Beugeseite ist das nicht so schwer; an den zarten Nervensträngen der Streckseite kann es mehr Schwierigkeiten machen. Indes erübrigt sich meist eine Versorgung der schwächeren Streckseitengefäße. Die Nerven sollen mit scharfem Schnitt möglichst weit proximal der Amputationshöhe abgetragen werden. Wenn ihre Dicke es zuläßt, ist Einspritzung von 10% Formalin proximal ihrer Absetzungsstelle empfehlenswert — nur so lassen sich bei Unterbindung die ungeheuer störenden Endneurome mit einiger Sicherheit vermeiden. Die Schnittfläche des Knochens wird mittels Knabberzange und Feile geglättet. Die Vernähung der Sehnenenden über dem Knochenstumpf bringt keine Vorteile. Sie vermehrt die Gefahren sekundärer Heilung und kompliziert den Eingriff. Der volare Hautlappen wird angepaßt abgerundet und mit wenigen Nähten ohne Spannung vernäht oder bei nicht gesicherter Asepsis ohne Naht über die Stumpfsohle gelegt; sorgfältiger Verband; Ruhigstellung.

Unter septischen Verhältnissen, besonders bei Fingereiterungen wird jede Versenkung von Fremdkörpern auch von Catgut vermieden. Unterbindungen werden durch sonstige Verfahren der Blutstillung ersetzt. Von einer Wundnaht wird auch in der Form der Situationsnähte abgesehen. Die Hautlappen werden fischmaulförmig von der Beugeseite und Streckseite reichlich gewählt. Die meist mit der Scheide verlöteten Sehnen werden zur Vermeidung der Verschleppung infektiösen Materials nicht vorgezogen vor der Durchschneidung und nicht vernäht. Zwischen die mit einem gewissen Überschuß angelegten Lappen wird ein Salbenläppchen eingelegt. Die Wunde muß gegebenenfalls bis zur Ablösung eines Sehnensequesters offen gehalten werden. Die Fingerschiene stellt den Stumpf in mittlerer Längsstellung ruhig. Bei der Nachbehandlung werden alle übrigen Armgelenke, besonders die Schulter geübt.

Sachverzeichnis.

Absetzung und Auslösung an Fingern und Hand 149.
Adelmann 156.
Ärztepanaritium 4, 127.
Akelei 86.
Allgemeinbehandlung, Panaritium 95.
Ameisenstich 22.
Amputation, Finger 159, 160.
— -schema, Handarbeiter 155.
— —, Kopfarbeiter 155.
Anästhesierung des Wundgebiets 7.
Anaphylaxie bei Rotlaufserum 129.
Arbeitshand, Absetzungsstellen 155.
Auslösung, Finger 157, 159.

Basisbruch 62.
Begriff des Panaritiums 86.
Behandlung, Allgemeines 5.
BENETTsche Fraktur 63.
Beruf und Panaritium 4, 94, 111.
Bienenstich 22.
Biologische Verhältnisse an Hand und Fingern 3, 87.
Biß als Ursache des Panaritiums 13, 23, 127.
Bißwunden 23.
Bösartigkeit des Panaritiums 3, 15, 87, 127.
Brand des Fingerendes beim Sehnenscheidenpanaritium 121.
Breitgriff 153.
Bursa radialis 134.
— ulnaris 137.
Bursitis, radiale 141.

Chirurgen-Panaritium 127.
Chronische Paronychie 111.

Daumenballenraum 142.
— -erhaltung 152.
Diabetes und Panaritium 114.
Diagnose (Panaritium) im allgemeinen 90.
Druckschmerzuntersuchung beim Panaritium 89.
Durchbruch ins Handgelenk 144.

Einheitlichkeit des Panaritiums 87.
Einteilung des Panaritiums 88.
Eitererreger beim Panaritium 5, 87, 95.
Elektrische Verletzungen 33.
Entstehung des Panaritiums 3, 87.
Epidemie Panaritien 107.
Epiphysenbrüche der Mittelhandknochen 59.
Erkennung des Panaritiums im allgemeinen 88.
Erysipeloid 128.
Exartikulation (Finger) 159.
Exstirpation der Nekrose 100, 104.
Extensionsbügel 19.

Fascienräume der Hand 142.
Fensterschnitt 100, 104, 119.
Fingerabsetzung, Technik der 159.
— -brüche 38.
— —, Behandlung 48.
— -erhaltung 153.
— -schienen 16.
— -verrenkungen 52.
— -wert 153.
— -wurm 87.
Fischerpanaritium 4.
Fischmaulschnitt 100, 104, 119.
Fischverletzungen 25.
Fisteln am Handrücken 148.

Fisteln an der Hohlhand 133.
Fluktuation und Panaritium 91.
Fremdkörper 29.
Frost 36.
Funktion der Hand und Finger 150, 152.
Furunkel an der Hand 113.

Gelenkpanaritium 125.
Gipsverband 8.
— -schiene 16.
Gonokokkenpanaritium 102.
Griffe der Hand 150.
Grundgliedbrüche 40.

Häufigkeit des Panaritiums 87.
Hakengriff 153.
Haken, stumpfe, nach KLAPP und REHN 93.
Handbrett 119.
— -fascienräume 142.
— -gelenkinfektion 141.
— -panaritien 129.
— -rückenödem, chronisches 67.
— -schienen 15.
— -wert 153.
Handwurzelbrüche 68.
— -verrenkungen 83.
Hautpanaritium 102.
Heftpflasterverband 17.
Hiebwunden 20.
Hitzeschäden 34.
Hypothenarraum 144.

Impetigo 102.
Interdigitalphlegmone 113.

Kahnbeinbruch 70.
— -nekrose 82.
Kälteschäden 36.
Kleinfingerballenraum 144.
Knochenbrüche der Finger 38.
— der Mittelhand 53.
Knochenpanaritium 122.
Köpfchenbruch, Mittelhand 59.
— -entfernung am Finger 156.
Konditorparonychie 111.

Kopfarbeiterhand 159.
Konservative Behandlung des Ärztepanaritiums 127.

Lunatum-Nekrose 79.
Luxatio radiocarpalis 86.
— intercarpalis 86.
— carpometacarpalis 86.
Lymphangitische Infektionen 15, 22, 127.
Lyssa 25.

MADELUNGsche Deformität 86.
Manicureinfektion 107.
Mastisolverband 17.
Maul- und Klauenseuche 106.
Medianusverletzung 33.
Melkerpanaritium 106.
— -knoten 106.
Milzbrand 106.
Mittelgliedbrüche 43.
— -handbrüche 53.
— -hohlhandraum 130, 143, 145.
Mondbeinbruch 74.
— -tod 79.
Mückenstich 22.

Nagelgliedbrüche 44.
— -panaritium 107.
Narben bei Fingerabsetzungen 154.
Naviculare Nekrose 82.
Nekrose der Handwurzelknochen 78.
— beim Knochenpanaritium 123.
Nervennaht 33.
— -verletzungen 32.

Operationszwang bei Fingerabsetzung 151.
— -duldung bei Fingerabsetzung 151.
Ovalärschnitt 100, 104, 119.

Paronychie 107.
Parunguales Panaritium 109.
Perilunäre Luxation 83.
Perinaviculolunäre Luxation 83.

Sachverzeichnis. 163

Phlegmone, gekreuzte 138.
— der volaren Handfascienräume 142.
— des subfascilen Handrückenraumes 148.
—, U-förmige 131.
Phosphorverletzung 35.

Quetschungen 38.
Quetschwunden 26.

Radialisverletzung 33.
Rattenbißkrankheit 25.
Rißwunden 26.
Rivanolbehandlung 22.
Rötung beim Panaritium 90.
Rotlauf 128.
— -serum 129.
Rotz 106.
Ruhigstellung beim Panaritium 90, 100.

Salbenverband 8.
Schaftbrüche 55.
Scheidensack, radialer 134.
—, ulnarer 137.
Schienen 15.
Schiene beim Sehnenscheidenpanaritium 119.
Schlangenbiß 23.
Schmerz beim Panaritium 88.
— -zonen beim Panaritium 90.
— -ausschaltung 10, 13.
Schnittwunden 20.
Schulterschiene 19.
Schußverletzungen 29.
Schweinerotlauf 128.
Schwellung beim Panaritium 90.
Schwielenabsceß 113.
Sehnendurchtrennungen 30.
— -naht 30.
— -säcke 134.
— -sackphlegmone der Hohlhand 129.
— -scheiden 115.
— —, anatomische Anordnung 115.
— — -panaritium 115.

Sequester beim Knochenpanaritium 124.
Sitz des Panaritiums 90.
Skorpionstich 24.
Speichenbruch, typischer 76.
Spitzgriff 153.
Staphylokokken 5.
Statistik 1.
Stauungshyperämie, optimale 98.
Stauung, Technik 98.
Stichwunden 21.
Streptokokken 5, 127.
Subunguales Panaritium 108.
Syphilitischer Primäraffekt des Fingers 112.

Tamponade 15, 28, 104, 119, 126.
Terpentinemulsion 105.
Tetanusantitoxingaben, prophylaktische 7.
Thenarraum 144, 146.
Thermometerverletzungen 30.
Tollwut 25.
Topfdeckelschnitt 104.
Transnaviculolunäre Luxation 85.

Übertragbarkeit (Panaritium) 102.
U-förmiges Panaritium 131.
Ulnarisverletzung 33.
Umlauf 86.
Unfall und Panaritium 93.
Unterarmphlegmone, progrediente 139.
— -schnitte 139.
Unterhautpanaritium 102.

Verätzungen 37.
Verbrennungen 34.
Verbrühungen 34.
Verhütung des Panaritiums 92.
Verlust eines Fingers 151, 153.
Verstauchungen 38.
Virulenz der Erreger 87.
Vorderarmeiterungen 141.
Vorkommen des Panaritiums 86, 87.
Vucin, Behandlung 103, 126.

11*

Wäscherinnen-Panaritium 112.
Wespenstich 22.
Wundausschneidung 7.
—, Preugo 7.
—, Zeit und Technik 8, 13.
—, Instrumente 12.
—, Gelenke 12, 13.
—, Sehnenscheide 13.
—, aseptischer Verband 13.

Wundhaken 93.
Wundversorgung, erste 5, 6.

Zahlenübersichten 1.
Zangenmechanismus 152.
Zermalmungen 26.
Zuckerbäckerparonychie 111.
Zuckerharnruhr und Panaritium 114.
Zugverband 18.

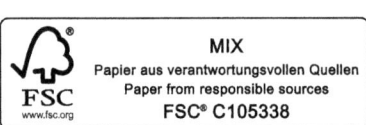

If you have any concerns about our products,
you can contact us on
ProductSafety@springernature.com

In case Publisher is established outside the EU,
the EU authorized representative is:
**Springer Nature Customer Service Center GmbH
Europaplatz 3, 69115 Heidelberg, Germany**

Printed by Libri Plureos GmbH
in Hamburg, Germany